Physiologie Band 4

Atmung und Säure-Basen-Haushalt

Autor: Sebastian Fehlberg

Herausgeber:
MEDI-LEARN
Bahnhofstraße 26b, 35037 Marburg/Lahn

Herstellung:
MEDI-LEARN Kiel
Olbrichtweg 11, 24145 Kiel
Tel: 04 31/780 25-0, Fax: 04 31/780 25-27
E-Mail: redaktion@medi-learn.de, www.medi-learn.de

Verlagsredaktion: Dr. Waltraud Haberberger, Jens Plasger, Christian Weier, Tobias Happ
Fachlicher Beirat: PD Dr. Andreas Scholz
Lektorat: Eva Drude
Grafiker: Irina Kart, Dr. Günter Körtner, Alexander Dospil, Christine Marx
Layout und Satz: Kjell Wierig
Illustration: Daniel Lüdeling, Rippenspreizer.com
Druck: Druckerei Wenzel, Marburg

1. Auflage 2007

ISBN-10: 3-938802-27-8
ISBN-13: 978-3-938802-27-4

Wichtiger Hinweis für alle Leser

Die Medizin ist als Naturwissenschaft ständigen Veränderungen und Neuerungen unterworfen. Sowohl die Forschung als auch klinische Erfahrungen sorgen dafür, dass der Wissensstand ständig erweitert wird. Dies gilt insbesondere für medikamentöse Therapie und andere Behandlungen. Alle Dosierungen oder Angaben in diesem Buch unterliegen diesen Veränderungen.
Darüber hinaus hat das Team von MEDI-LEARN zwar die größte Sorgfalt in Bezug auf die Angabe von Dosierungen oder Applikationen walten lassen, kann jedoch keine Gewähr dafür übernehmen. Jeder Leser ist angehalten, durch genaue Lektüre der Beipackzettel oder Rücksprache mit einem Spezialisten zu überprüfen, ob die Dosierung oder die Applikationsdauer oder -menge zutrifft. **Jede Dosierung oder Applikation erfolgt auf eigene Gefahr des Benutzers.** Sollten Fehler auffallen, bitten wir dringend darum, uns darüber in Kenntnis zu setzen.

Vorwort

Liebe Leserinnen und Leser,
da ihr euch entschlossen habt, den steinigen Weg zum Medicus zu beschreiten, müsst ihr euch früher oder später sowohl gedanklich als auch praktisch mit den wirklich üblen Begleiterscheinungen dieses ansonsten spannenden Studiums auseinander setzen, z.B. dem Physikum.
Mit einer Durchfallquote von ca. 25% ist das Physikum die unangefochtene Nummer eins in der Hitliste der zahlreichen Selektionsmechanismen.
Grund genug für uns, euch durch die vorliegende Skriptenreihe mit insgesamt 31 Bänden fachlich und lernstrategisch unter die Arme zu greifen. Die 30 Fachbände beschäftigen sich mit den Fächern Physik, Physiologie, Chemie, Biochemie, Biologie, Histologie, Anatomie und Psychologie/Soziologie. Ein gesonderter Band der MEDI-LEARN Skriptenreihe widmet sich ausführlich den Themen Lernstrategien, MC-Techniken und Prüfungsrhetorik.
Aus unserer langjährigen Arbeit im Bereich professioneller Prüfungsvorbereitung sind uns die Probleme der Studenten im Vorfeld des Physikums bestens bekannt. Angesichts des enormen Lernstoffs ist klar, dass nicht 100% jedes Prüfungsfachs gelernt werden können. Weit weniger klar ist dagegen, wie eine Minimierung der Faktenflut bei gleichzeitiger Maximierung der Bestehenschancen zu bewerkstelligen ist.
Mit der MEDI-LEARN Skriptenreihe zur Vorbereitung auf das Physikum haben wir dieses Problem für euch gelöst. Unsere Autoren haben durch die Analyse der bisherigen Examina den examensrelevanten Stoff für jedes Prüfungsfach herausgefiltert. Auf diese Weise sind Skripte entstanden, die eine kurze und prägnante Darstellung des Prüfungsstoffs liefern.
Um auch den mündlichen Teil der Physikumsprüfung nicht aus dem Auge zu verlieren, wurden die Bände jeweils um Themen ergänzt, die für die mündliche Prüfung von Bedeutung sind.
Zusammenfassend können wir feststellen, dass die Kenntnis der in den Bänden gesammelten Fachinformationen genügt, um das Examen gut zu bestehen.
Grundsätzlich empfehlen wir, die Examensvorbereitung in drei Phasen zu gliedern. Dies setzt voraus, dass man mit der Vorbereitung schon zu Semesterbeginn (z.B. im April für das August-Examen bzw. im Oktober für das März-Examen) startet. Wenn nur die Semesterferien für die Examensvorbereitung zur Verfügung stehen, sollte direkt wie unten beschrieben mit Phase 2 begonnen werden.

- **Phase 1:** Die erste Phase der Examensvorbereitung ist der **Erarbeitung des Lernstoffs** gewidmet. Wer zu Semesterbeginn anfängt zu lernen, hat bis zur schriftlichen Prüfung je **drei Tage für die Erarbeitung jedes Skriptes** zur Verfügung. Möglicherweise werden einzelne Skripte in weniger Zeit zu bewältigen sein, dafür bleibt dann mehr Zeit für andere Themen oder Fächer. Während der Erarbeitungsphase ist es sinnvoll, einzelne Sachverhalte durch die punktuelle Lektüre eines Lehrbuchs zu ergänzen. Allerdings sollte sich diese punktuelle Lektüre an den in den Skripten dargestellten Themen orientieren!
  Zur **Festigung des Gelernten** empfehlen wir, bereits in dieser ersten Lernphase **themenweise zu kreuzen**. Während der Arbeit mit dem Skript Physiologie sollen z.B. beim Thema „Atmung" auch schon Prüfungsfragen zu diesem Thema bearbeitet werden. Als Fragensammlung empfehlen wir in dieser Phase die „Schwarzen Reihen". Die jüngsten drei Examina sollten dabei jedoch ausgelassen und für den Endspurt (= Phase 3) aufgehoben werden.

- **Phase 2**: Die zweite Phase setzt mit Beginn der Semesterferien ein. Zur **Festigung und Vertiefung des Gelernten** empfehlen wir, **täglich ein Skript zu wiederholen und parallel examensweise das betreffende Fach zu kreuzen**. Während der Bearbeitung der Physiologie (hierfür sind sechs bis sieben Tage vorgesehen) empfehlen wir, pro Tag jeweils ALLE Physiologiefragen eines Altexamens zu kreuzen. Bitte hebt euch auch hier die drei aktuellsten Examina für Phase 3 auf.
  Durch dieses Verfahren wird der Lernzuwachs von Tag zu Tag deutlicher erkennbar. Natürlich wird man zu Beginn der Arbeit im Fach Physiologie durch die tägliche Bearbeitung eines kompletten Examens mit Themen konfrontiert, die möglicherweise erst in den kommenden Tagen wiederholt werden. Dennoch ist diese Vorgehensweise sinnvoll, da die Vorab-Beschäftigung mit noch zu wiederholenden Themen deren Verarbeitungstiefe fördert.

- **Phase 3:** In der dritten und letzten Lernphase sollten **die aktuellsten drei Examina tageweise gekreuzt** werden. Praktisch bedeutet dies, dass im tageweisen Wechsel Tag 1 und Tag 2 der aktuellsten Examina bearbeitet werden sollen. Im Bedarfsfall können einzelne Prüfungsinhalte in den Skripten nachgeschlagen werden.

- Als **Vorbereitung auf die mündliche Prüfung** können die in den Skripten enthaltenen „Basics fürs Mündliche" wiederholt werden.

Wir wünschen allen Leserinnen und Lesern eine erfolgreiche Prüfungsvorbereitung und viel Glück für das bevorstehende Examen!

Euer MEDI-LEARN-Team

Online-Service zur Skriptenreihe

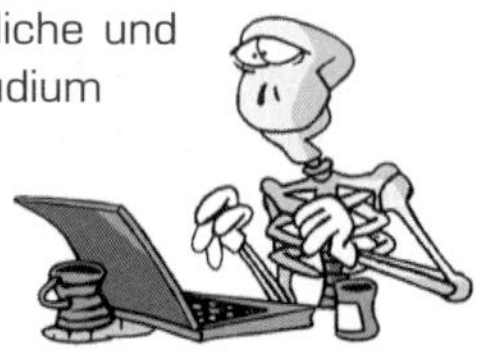

Die mehrbändige MEDI-LEARN Skriptenreihe zum Physikum ist eine wertvolle fachliche und lernstrategische Hilfestellung, um die berüchtigte erste Prüfungshürde im Medizinstudium sicher zu nehmen.
Um die Arbeit mit den Skripten noch angenehmer zu gestalten, bietet ein spezieller Online-Bereich auf den MEDI-LEARN Webseiten ab sofort einen erweiterten Service. Welche erweiterten Funktionen ihr dort findet und wie ihr damit zusätzlichen Nutzen aus den Skripten ziehen könnt, möchten wir euch im Folgenden kurz erläutern.

Volltext-Suche über alle Skripte
Sämtliche Bände der Skriptenreihe sind in eine Volltext-Suche integriert und bequem online recherchierbar. Ganz gleich, ob ihr fächerübergreifende Themen noch einmal Revue passieren lassen oder einzelne Themen punktgenau nachschlagen möchtet: Mit der Volltext-Suche bieten wir euch ein Tool mit hohem Funktionsumfang, das Recherche und Rekapitulation wesentlich erleichtert.

Digitales Bildarchiv
Sämtliche Abbildungen der Skriptenreihe stehen euch auch als hochauflösende Grafiken zum kostenlosen Download zur Verfügung. Das Bildmaterial liegt in höchster Qualität zum großformatigen Ausdruck bereit. So könnt ihr die Abbildungen zusätzlich beschriften, farblich markieren oder mit Anmerkungen versehen. Ebenso wie der Volltext sind auch die Abbildungen über die Suchfunktion recherchierbar.

Ergänzungen aus den aktuellen Examina
Die Bände der Skriptenreihe werden in regelmäßigen Abständen von den Autoren online aktualisiert. Die Einarbeitung von Fakten und Informationen aus den aktuellen Fragen sorgt dafür, dass die Skriptenreihe immer auf dem neuesten Stand bleibt. Auf diese Weise könnt ihr eure Lernarbeit stets an den aktuellsten Erkenntnissen und Fragentendenzen orientieren.

Errata-Liste
Sollte uns trotz eines mehrstufigen Systems zur Sicherung der inhaltlichen Qualität unserer Skripte ein Fehler unterlaufen sein, wird dieser unmittelbar nach seinem Bekanntwerden im Internet veröffentlicht. Auf diese Weise ist sichergestellt, dass unsere Skripte nur fachlich korrekte Aussagen enthalten, auf die ihr in der Prüfung verlässlich Bezug nehmen könnt.

Den Onlinebereich zur Skriptenreihe findet ihr unter www.medi-learn.de/skripte

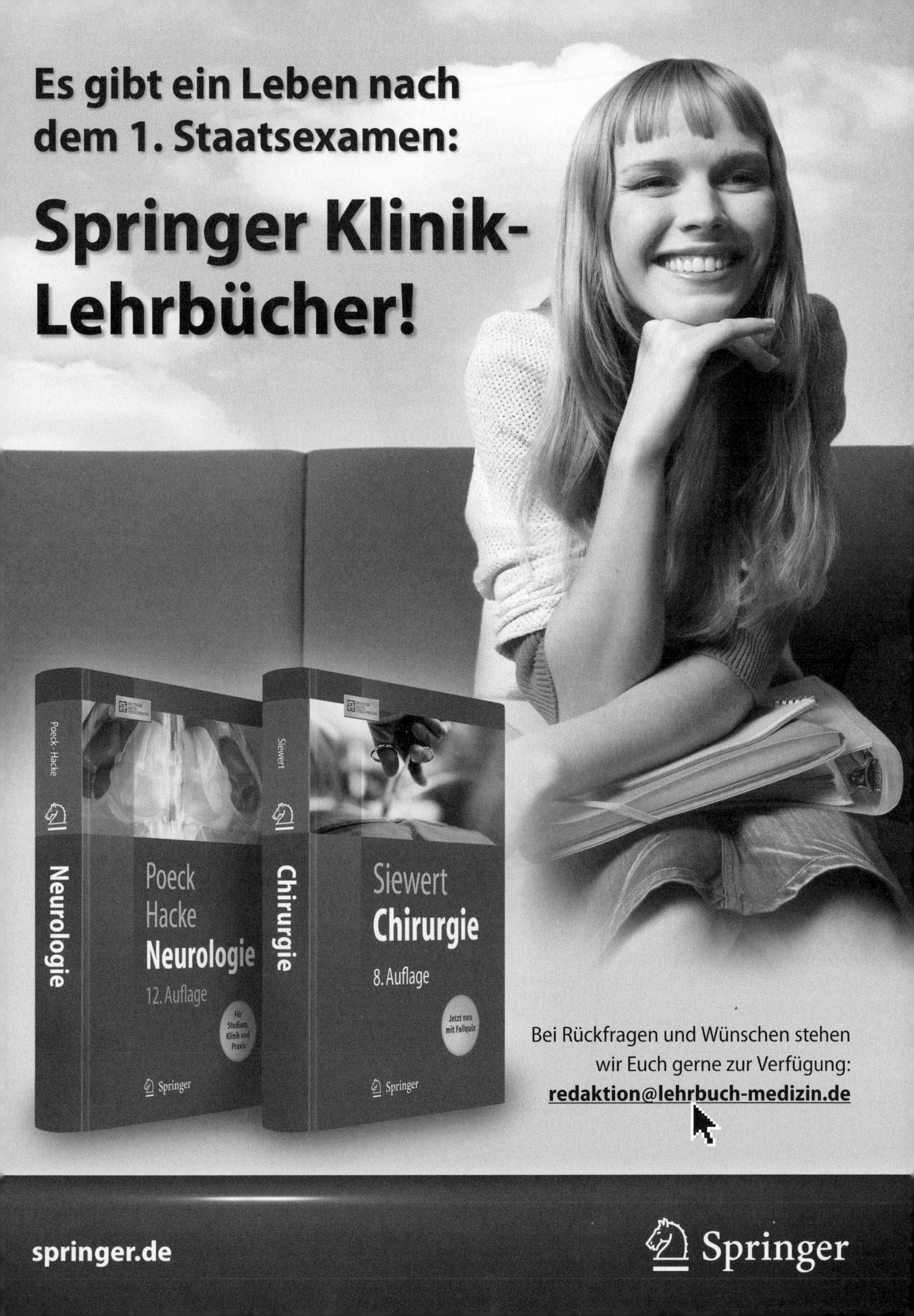

Es gibt ein Leben nach
dem 1. Staatsexamen:
Springer Klinik-
Lehrbücher!
Poeck · Hacke
Neurologie
Poeck
Hacke
Neurologie
12. Auflage
Für Studium, Klinik und Praxis
Springer
Siewert
Chirurgie
Siewert
Chirurgie
8. Auflage
Jetzt neu mit Fallquiz
Springer
Bei Rückfragen und Wünschen stehen
wir Euch gerne zur Verfügung:
redaktion@lehrbuch-medizin.de
springer.de
Springer

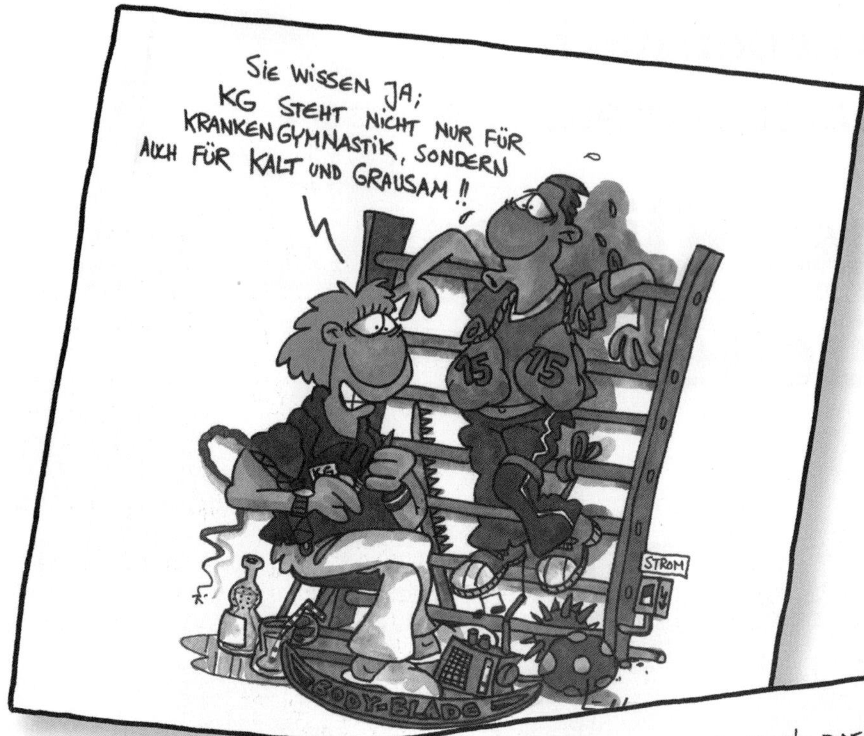
SIE WISSEN JA; KG STEHT NICHT NUR FÜR KRANKENGYMNASTIK, SONDERN AUCH FÜR KALT UND GRAUSAM !!
KG
15
15
STROM
BODY-BLADE

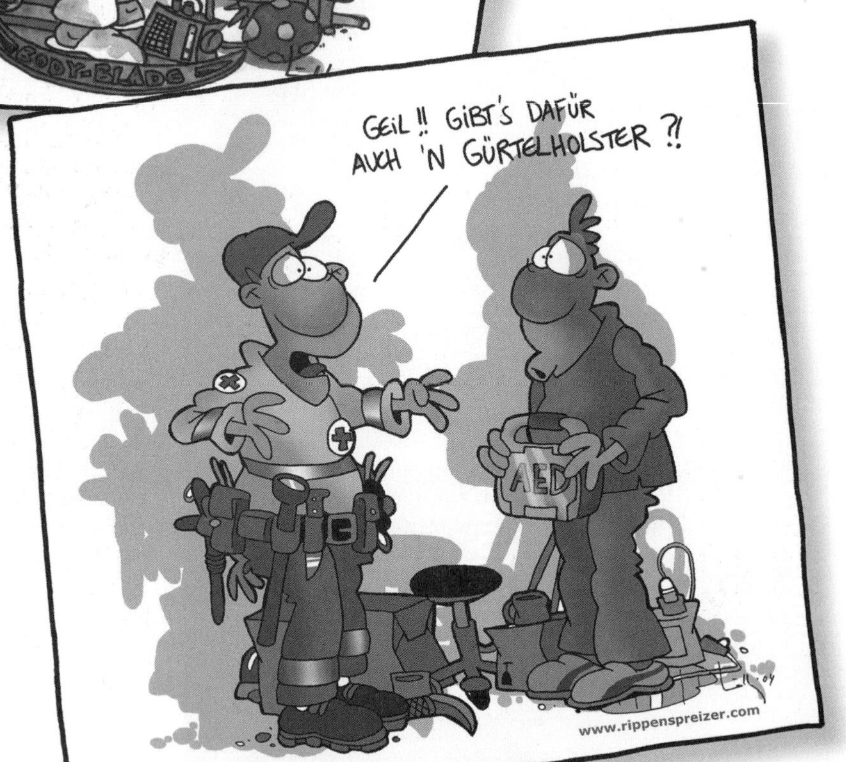
GEIL !! GIBT'S DAFÜR AUCH 'N GÜRTELHOLSTER ?!
AED
www.rippenspreizer.com

Diese und über 600 weitere Cartoons
gibt es in unseren Galerien unter:

www.Rippenspreizer.com

Vorwort

Die Atmung und der Säure-Basen-Haushalt sind für die spätere Tätigkeit als Arzt oder Ärztin sehr bedeutungsvoll. Ob auf der chirurgischen Intensivstation, einer internistischen Station, im Rettungsdienst oder in der Physikumsprüfung, jeder wird in der nächsten Zeit mit diesen sehr umfangreichen und sicherlich spannenden Gebieten der Physiologie konfrontiert werden. Die strikte Ausrichtung dieser Reihe auf die Physikumsrelevanz lässt jedoch glücklicherweise die manchmal endlos erscheinenden physiologischen Zusammenhänge auf einige wenige Fakten zusammenschrumpfen. Fakten, die dann aber mit großer Regelmäßigkeit gefragt werden und deren Lernen, Verstehen und Anwenden im Physikum mit Punkten belohnt wird.

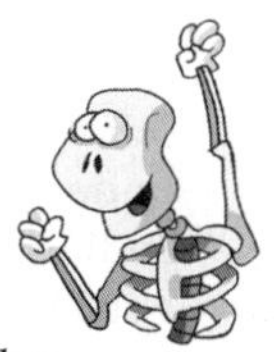

Im ersten Kapitel wird euch das für das Physikum wesentliche Wissen über die Atmung des Menschen vorgestellt. Im Einzelnen geht es dabei um die Atemgase, durch welche Mechanismen sie zum Einstrom in die Lunge gebracht werden, wie sie sich in der Lunge verteilen, wie sie in die Blutbahn diffundieren, wie sie im Blut transportiert werden und wie ihr Einstrom reguliert wird. Der darauf folgende Abschnitt befasst sich mit den prüfungsrelevanten Fakten zur Atmung unter ungewöhnlichen Bedingungen.
Das zweite Kapitel beschäftigt sich mit dem Säure-Basen-Haushalt. Hier werden die physikumsrelevanten Zusammenhänge der Regulation des pH-Werts erläutert, wie sich die Puffersysteme des menschlichen Körpers zusammensetzen, welche Parameter den Säure-Basen-Status am besten beschreiben und welche Kompensationsmechanismen in bestimmten Situationen beschritten werden.
Komplettiert wird dieses Skript durch einen Exkurs zu den notwendigen physikalischen Grundlagen.

1 Atmung

Das erste Kapitel behandelt die lebensnotwendigen Vorgänge der Atmung. Die wichtigsten Aufgaben der Atmung sind der Transport von Sauerstoff und Kohlendioxid sowie die Beteiligung am Säure-Basen-Haushalt des menschlichen Körpers.
Allgemein kann der Transport von Atemgasen aufgeteilt werden in eine äußere Atmung, den Transport der Atemgase und in eine innere Atmung:

- Die äußere Atmung ist der Gasaustausch in der Lunge,
- der Transport der Atemgase umfasst die Vorgänge im Blutkreislaufsystem und
- die innere Atmung ist der Gasaustausch mit den Geweben.

1.1 Morphologische Grundlagen

Voilà, die zugrunde liegenden physiologisch relevanten morphologischen Fakten:
Der Bronchialbaum als Luft leitende Struktur der Lunge teilt sich in 23 Atemwegsgenerationen auf - ausgehend von der Trachea bis hin zu den Alveolen. Luftaustauschende Bereiche finden sich aber erst ab der 17. Aufteilungsgeneration.
In den Alveolen sind das Alveolargas und das Blut der Lungenkapillaren nur durch eine dünne Gewebeschicht voneinander getrennt. Diese Schicht wird als Blut-Gas-Barriere bezeichnet und vor allem durch die weit ausgespannten Alveolar-Epithelzellen vom Typ I gebildet. Alveolar-Epithelzellen vom Typ II sind kleiner und produzieren den Surfactant (s. 1.4.2, S. 9).

MERKE:

- Die Austauschfläche der Lunge ist mit 50-100 m^2 so groß wie ein halber Tennisplatz.
- Der Durchmesser einer Alveole beträgt 300 µm oder 0,3 mm.

1.2 Physikalische Grundlagen

Was wäre die Physiologie nur ohne die Physik?

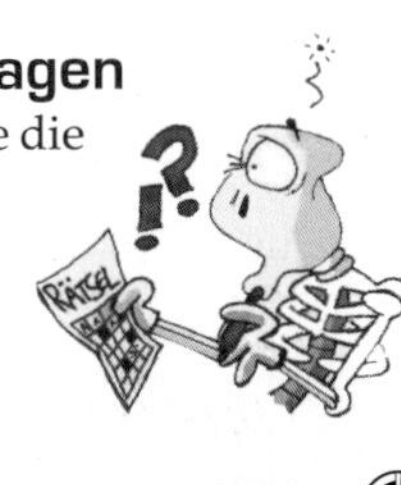

1.2.1 Ideale Gasgleichung

Die Zusammenhänge zwischen Volumen, Druck, Temperatur und der Stoffmenge eines Gases können durch die ideale Gasgleichung dargestellt werden:

$$P \bullet V = M \bullet R \bullet T$$

Hierbei wird der Druck (= P) in kPa, das Volumen (= V) in l, die Gasmenge (= M) in mol und die Temperatur (= T) in K (= Kelvin) angeben. R ist die allgemeine Gaskonstante (= 8,31 l•kPa/mol•K).

MERKE:
Der Wasserdampf folgt nicht der idealen Gasgleichung und muss in jeder Berechnung separat betrachtet werden.

1.2.2 Partialdruck

Verstanden werden muss auch die Bedeutung des Partialdrucks. Er ist der Teildruck, den ein bestimmtes Gas X zu einem Gesamtgasdruck Pges eines Gasgemischs beiträgt:

$$P_{ges} = P_{x1} + P_{x2} + P_{x3} + P_{xn} + P_{H_2O}$$

1.2.3 Wasserdampfdruck

Wasserdampf ist gasförmiges Wasser und besitzt als wichtige Besonderheit einen oberen Grenzwert des Partialdrucks. Wird dieser obere Grenzwert erreicht, könnte mit einem Barometer eine Luftfeuchtigkeit von 100% gemessen werden und wir würden uns fühlen als hätten wir den dicksten Londoner Nebel um uns herum. Bei diesem temperaturabhängigen Sättigungsdruck (= P_{H_2O}) steht nämlich der gasförmige Wasserdampf im Gleichgewicht mit flüssigem Wasser.

MERKE:
Atemgas im menschlichen Körper ist körperwarm und vollständig wasserdampfgesättigt. Bei 37°C beträgt die Wasserdampfsättigung 6,3 kPa.

Übrigens...

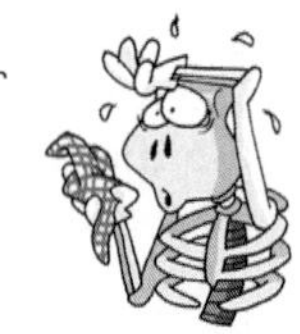

Angenommen die äußere Temperatur beträgt 37°C und es liegt eine vollständige Wasserdampfsättigung vor - wie dies hin und wieder in tropischen Regenwäldern anzutreffen ist - dann ist die Perspiratio insensibilis (= Wasserabgabe über die Lungen) gleich null. Es wird somit KEIN Wasser abgegeben, da außerhalb und innerhalb der Lungen identische Bedingungen vorliegen (= BTPS, s. 1.2.4 unten). Unter solchen Umständen ist die Perspiratio sensibilis (= die Wasserabgabe über den Schweiß) maximal und es besteht die Gefahr einer hypertonen Dehydratation (= Wasserverlust mit steigender Elektrolytkonzentration), wobei das Schwitzen unter diesen Bedingungen keine Wärmeabgabe bringt.

1.2.4 Messbedingungen

In der Physiologie werden insgesamt drei Messbedingungen eines Gases unterschieden:

- BTPS (= body temperature pressure saturated) als die Körperbedingungen mit T = 37°C (= 310 K), P = Umgebungsluftdruck P_B und einem Wasserdampfpartialdruck von P_{H_2O} = 6,3 kPa (= vollständige Sättigung mit H_2O bei Körpertemperatur, 47mmHg).
- ATPS (= ambient temperature pressure saturated) als die Spirometerbedingungen mit der Temperatur im Spirometer (= T_S von 20 oder 25°C), dem Umgebungsluftdruck P_B und einem Wasserdampfdruck P_{H_2O} bei der entsprechenden Spirometertemperatur.
- STPD (= standard temperature pressure dry) als die Standardbedingungen mit T = 0°C (= 273 K), P = 101 kPa und einem wasserfreien Zustand mit P_{H_2O} = 0 kPa.

MERKE:
V_{BTPS} ist etwa 10% höher und V_{STPD} etwa 10% niedriger als das spirometrisch gemessene Volumen V_{ATPS}.

$$V_{(BTPS)} > V_{(ATPS)} > V_{(STPD)}$$

1.2.5 Zusammensetzung der Atemgase

	Frischluft	Alveolarluft	gemischte Exspirationsluft
O_2 (Vol%) P_{O_2}	20,9% **150 mmHg (= 20 kPa)**	13,3% **100 mmHg (= 13,3 kPa)**	~ 15%
CO_2 (Vol%) P_{CO_2}	0,03% 0,2 mmHg (= 0,03 kPa)	5,3% **40 mmHg (= 5,3 kPa)**	~ 4%
N_2 (Vol%) P_{N_2}	79,1% 550 mmHg (= 74,1 kPa)	79,1% 550 mmHg (= 74,1 kPa)	79,1%
H_2O (Vol%) P_{H_2O} unter BTPS unter ATPS (hier 20°C) unter STPD	1-2 % 47 mmHg = **6,3 kPa** 18 mmHg = 2,3 kPa 0 mmHg = 0 kPa	6-7 %	

Tabelle 1: Prozentuale Zusammensetzung und Partialdrücke der Atemgase

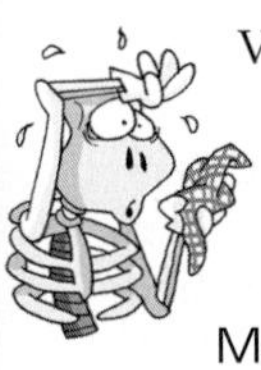

Viele Zahlen können zu diesem Thema aufgeführt werden, von denen aber nur einige wenige – hier fett markiert – regelmäßig gefragt wurden.

MERKE:
In den letzten Jahren wurden neben den Werten in mmHg (= Millimeter Quecksilbersäule) auch die Werte in kPa gefragt – daher empfiehlt es sich beide Werte zu lernen.

1.2.6 Löslichkeit von Gasen in Flüssigkeiten

Die Löslichkeit eines Gases - der Atemgase - ist die Grundvoraussetzung für den Transport in Flüssigkeiten, speziell im Blut. Das Henry-Gesetz beschreibt die physikalische Löslichkeit von Gasen in Flüssigkeit:

$\mathbf{C_x = \alpha_x \cdot P_x}$

Dabei ist C_x die Konzentration eines in Flüssigkeit gelösten Gasmoleküls x, α_x ist der Bunsen-Löslichkeitskoeffizient, der abhängig ist vom Molekül der Flüssigkeit und der Temperatur. $\mathbf{P_x}$ ist der Partialdruck des Gases über der Flüssigkeit.

Übrigens...
Die physikalische Löslichkeit von CO_2 im Blut ist 20 mal größer, als die von O_2.

MERKE:
Die Löslichkeit eines Gases hängt vom Partialdruck des Gases über der Flüssigkeit ab.

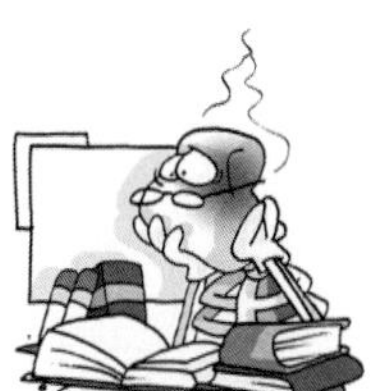

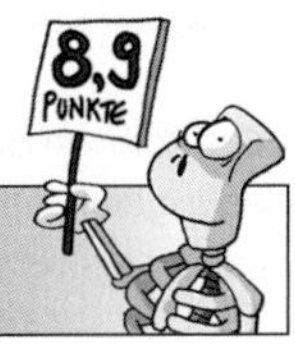

DAS BRINGT PUNKTE

Zu den anatomischen Grundlagen der Atmung wurde in den letzten Physika lediglich gefragt, dass
- die Alveolar-Epithelzellen Typ I an der Blut-Gas-Barriere beteiligt sind.

Im Gegensatz hierzu wurden in den vergangenen Jahren zunehmend Fragen zu den physikalischen Grundlagen der Atmung gestellt. Hierzu sollte man sich merken, dass
- unter Körperbedingungen (= BTPS) bei 37° C die Wasserdampfsättigung 6,3 kPa beträgt,
- für die Volumenbeziehung $V_{(BTPS)} > V_{(ATPS)} > V_{(STPD)}$ gilt,
- unter Zuhilfenahme der idealen Gasgleichung die Stoffmenge eines Gases errechnet werden kann, wenn Druck, Volumen, Temperatur und allgemeine Gaskonstante bekannt sind, nach der Formel: $\mathbf{P \cdot V = M \cdot R \cdot T}$
- bei der Einatmung vollständig mit Wasserdampf gesättigter Luft (= BTPS) die respiratorische Perspiratio insensibilis (= Wasserabatmung) gleich null ist,
- bei der Perspiratio sensibilis (= Schwitzen) die Gefahr einer hypertonen Dehydration besteht,
- der Sauerstoffpartialdruck in der Umgebungsluft 20 kPa beträgt und
- die Löslichkeit von CO_2 im Blut 20 mal größer ist, als die von O_2.

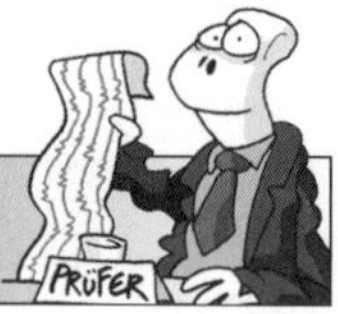

BASICS MÜNDLICHE

Was können Sie mir zum Bronchialbaum der Lunge sagen?

Der Bronchialbaum teilt sich in 23 Atemwegsgenerationen auf, erst ab der 17. kommen die 0,3 mm dicken Alveolen vor, in denen der Atemgasaustausch stattfindet.

Durch welche Zellen wird in der Lunge die Blut-Gas-Schranke gebildet?

Die Blut-Gas-Barriere wird vor allem von den Alveolar-Epithelzellen Typ I gebildet.

Was können Sie mir zur Zusammensetzung der Umgebungsluft sagen?

Sie besitzt einen Luftdruck von etwas über 100 kPa. Diese 100 kPa ergeben sich aus den Partialdrücken für O_2 von etwa 20 kPa, CO_2 von 0,03 kPa, N_2 von etwa 74,1 kPa und einem Partialdruck Wasserdampf von 6,3 kPa bei 37°C und voller Wasserdampfsättigung sowie dem Partialdruck der Edelgase (u.a. Helium...).

Welche Messbedingungen unterscheiden Sie in der Physiologie?

- Die Körperbedingungen (= BTPS) bei 37°C,
- die Spirometerbedingungen (=ATPS) bei meistens 20°C und
- die physikalischen Standardbedingungen (= STPD) bei 0°C und Wasserfreiheit.

Bei den ersten beiden Bedingungen entspricht die Wasserdampfsättigung der jeweiligen Temperatur. Das Volumen unter Körperbedingungen ist etwa 10% größer und das unter physikalischen Bedingungen etwa 10% geringer, als das Volumen im Spirometer.

Mit welcher Formel können Sie die Volumenunterschiede der einzelnen Messbedingungen errechnen?

Mit der idealen Gasgleichung können die Volumina unter verschiedenen Bedingungen errechnet werden, $P \cdot V = M \cdot R \cdot T$. Sie gibt die Beziehung zwischen dem Partialdruck, dem Volumen, der Stoffmenge und der Temperatur eines Gases an und ist abhängig von der allgemeinen Gaskonstante (= 8,31 l•kPa/mol•K).

1.3 Lungen- und Atemvolumina

Im Physikum werden Fragen zum Lungen- und Atemvolumen gestellt, die auch Rechenaufgaben umfassen. Es lassen sich zwei Arten von Lungenvolumina unterscheiden:

Ein Lungenvolumen, das durch den Einsatz von Atemmuskeln mobilisiert werden kann, und eines, das nicht durch Atemmuskeln mobilisierbar ist.

Das **mobilisierbare Volumen** lässt sich weiter unterteilen in (s. Abb. 1, S. 5)

- das **Atemzugvolumen** (AZV = 0,5l) = das Volumen, das normalerweise ein- und ausgeatmet wird,
- das **inspiratorische Reservevolumen** (IRV = 3,5l) = das Volumen, das nach einer normalen Einatmung noch zusätzlich eingeatmet werden kann,
- das **exspiratorische Reservevolumen** (ERV = 1,5l) = das Volumen, das nach einer normalen Ausatmung noch zusätzlich ausgeatmet werden kann und
- die **Vitalkapazität** (VC = IRV + AZV + ERV = 5,5l), die sich aus dem Atemzugvolumen, dem inspiratorischen und dem exspiratorischen Reservevolumen errechnet.

MERKE:

Das mobilisierbare Volumen kann direkt mit dem Spirometer gemessen werden.

Ein **Spirometer** ist ein in seinem Volumen veränderbarer gasdichter Hohlraum. Er kann mit einem Patienten verbunden werden und bewegt sich entsprechend der Atembewegungen auf und ab, wodurch ein Spirogramm aufgezeichnet wird.

MERKE:

Am Ende einer normalen Ausatmung (= Atemzugvolumen) wird die Atemruhelage des Atemapparats erreicht (s. Abb. 1, S. 5).

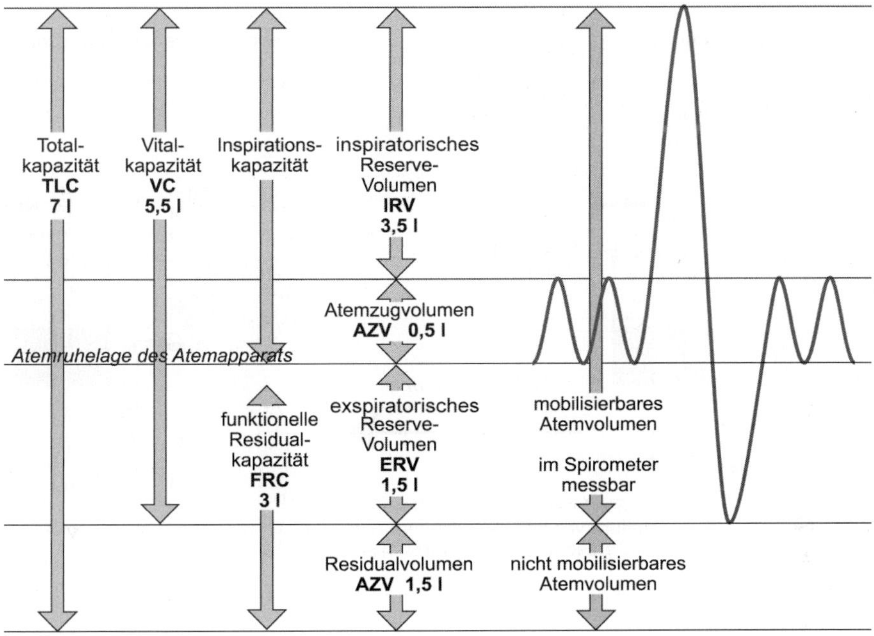

Abb. 1: Lungen- und Atemvolumina

Das **nicht mobilisierbare Volumen** kann verglichen werden mit dem Volumen einer Plastikflasche, das nach dem Zusammendrücken noch in dieser verbleibt und nicht weiter ausgedrückt werden kann. Dieses Volumen wird auch als **Residualvolumen (RV = 1500 ml)** bezeichnet.

MERKE:
Das Residualvolumen kann NICHT direkt mit dem Spirometer bestimmt werden.

Um dennoch das Residualvolumen bestimmen zu können, bedient man sich der **Fremdgasverdünnungsmethode**. Dazu wird ein Patient mit einem Spirometer verbunden und atmet eine bestimmte Konzentration eines inerten Gases ein (s. Abb. 2, S. 6).

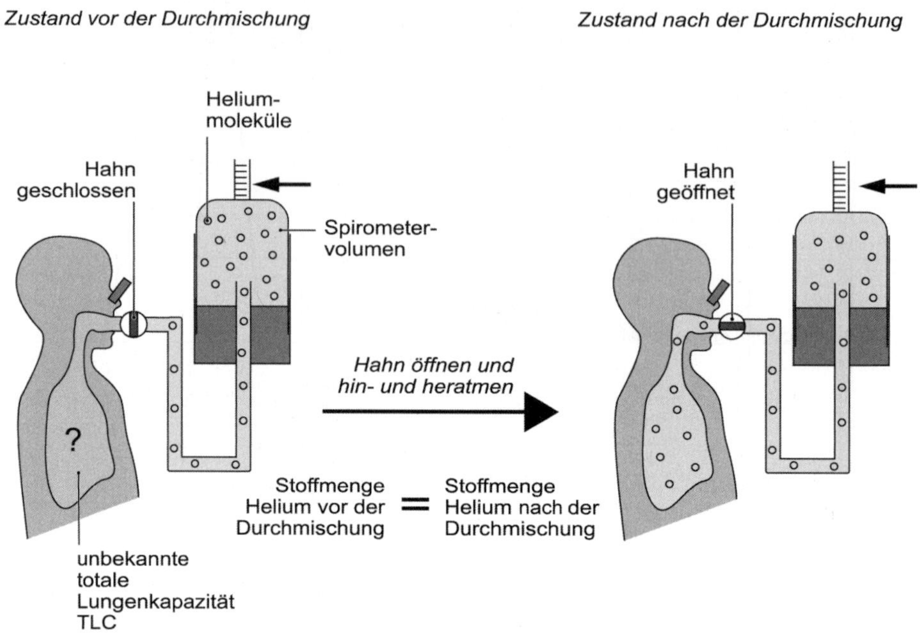

Abb. 2: Fremdgasverdünnungsmethode

Das inerte Gas (= Helium) verteilt sich in der Lunge und wird nicht in die Blutbahn aufgenommen, wodurch die Stoffmenge von Helium (= Anzahl der Heliummoleküle) vor und nach der Verteilung gleich bleibt. Nur das Volumen, auf das sich die Heliummoleküle verteilt haben, hat sich vergrößert und umfasst nach der Verteilung das gesamte Lungenvolumen. Über eine Verhältnisgleichung der **Stoffmengen Helium vor der Durchmischung (= vorher) und nach der Durchmischung (= nachher)** kann das Volumen nach der Verteilung in den Lungen (= totale Lungenkapazität) bestimmt werden:

$$\text{Stoffmenge}_{(\text{vorher})} = \text{Stoffmenge}_{(\text{nachher})}$$

MERKE:
Stoffmenge = Konzentration • Volumen

$$\text{Konzentration}_{(\text{vorher})} \bullet \text{Volumen}_{(\text{vorher})} = \text{Konzentration}_{(\text{nachher})} \bullet \text{Volumen}_{(\text{nachher})}$$

Bekannt sind die Werte für:

- die Konzentration $_{(\text{vor der Durchmischung})}$,
- das Volumen $_{(\text{vor der Durchmischung})}$,

Die Konzentration $_{(\text{nach der Durchmischung})}$ wird durch eine Probenentnahme bestimmt.

Durch Umformen der Gleichung kann das Volumen $_{(\text{nachher})}$ (= totale Lungenkapazität) errechnet werden:

$$\text{Volumen}_{(\text{nachher})} = \frac{\text{Konzentration}_{(\text{vorher})} \bullet \text{Volumen}_{(\text{vorher})}}{\text{Konzentration}_{(\text{nachher})}}$$

MERKE:
Mit der Fremdgasverdünnungsmethode kann NUR die totale Lungenkapazität errechnet werden.

Zur Bestimmung des Residualvolumens muss von der errechneten totalen Lungenkapazität die im Spirometer gemessene Vitalkapazität abgezogen werden:
Residualvolumen = totale Lungenkapazität - VC

MERKE:
Eine Kapazität ist aus mindestens zwei Volumina zusammengesetzt.

Atmet ein Patient in Ruhe nur das Atemzugvolumen ein und aus, so wird das aktuell nicht mobilisierte exspiratorische Reservevolumen (= ERV) und das Residualvolumen (= RV) zur **funktionellen Residualkapazität** (= FRC) zusammengezogen (s. Abb. 1, S. 5):
funktionelle Residualkapazität (= FRC)
= exspiratorisches Reservevolumen (= ERV) + Residualvolumen (= RV)

Merke:
Bei einem 25jährigen Mann beträgt der Anteil der funktionellen Residualkapazität an der totalen Lungenkapazität etwa 45%.

Tabelle 2 zeigt eine Zusammenfassung der wichtigen Atem- und Lungenvolumina unter BTPS-Bedingungen als Mittelwerte von Männern und Frauen.

Merke:
Die Lungenvolumina sind abhängig von der Körpergröße, dem Alter, Geschlecht und Trainingszustand des Patienten.

Parameter	Symbol	Mittelwerte Männer und Frauen [l]
Atemzugvolumen	AZV	0,5
inspiratorisches Reservevolumen	IRV	3,5
exspiratorisches Reservevolumen	ERV	1,5
Vitalkapazität	VC	5,5
Residualvolumen	RV	1,5
funktionelle Residualkapazität	FRC	3,0
totale Lungenkapazität	TLC	7,0

Tabelle 2: Mittelwerte der Atem- und Lungenvolumina

Übrigens...

Das Residualvolumen und die Vitalkapazität ändern sich mit dem Lebensalter: Bis zum Abschluss der Wachstumsphase steigen das Residualvolumen und vor allem die Vitalkapazität an. Mit zunehmendem Alter vergrößert sich das Residualvolumen auf Kosten der Vitalkapazität bei nahezu gleich bleibender totaler Lungenkapazität, was jedoch bei Rauchern viel schneller geht!

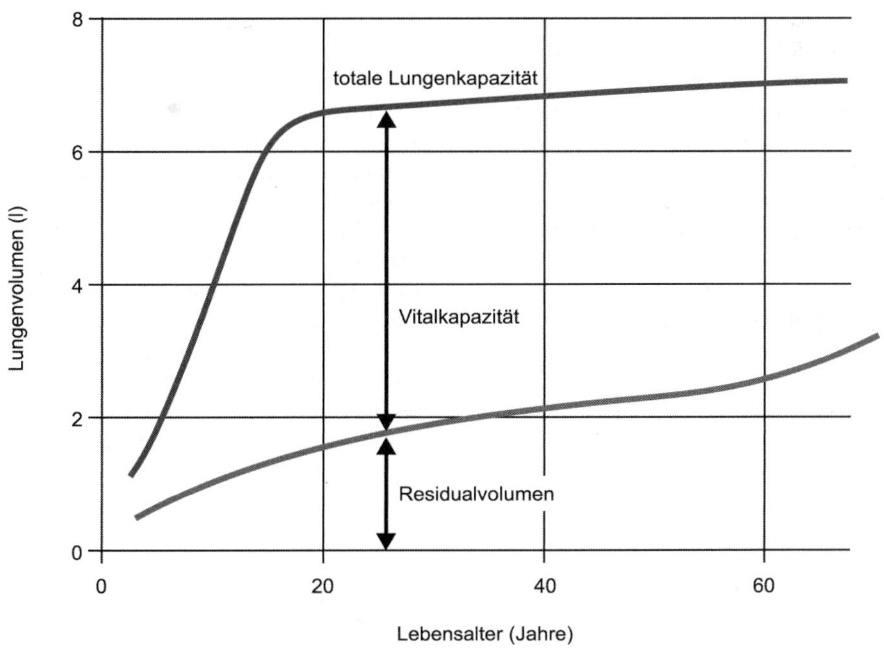

Abb. 3: Altersabhängigkeit von RV und VC

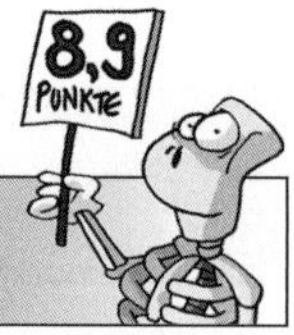

DAS BRINGT PUNKTE

Zum Themenkomplex der Atem- und Lungenvolumen sollte sich gemerkt werden, dass

- die funktionelle Residualkapazität NICHT allein mit dem Spirometer bestimmt werden kann und
- bei 25jährigen Männern der Anteil der funktionellen Residualkapazität an der Totalkapazität der Lunge etwa 45% beträgt.

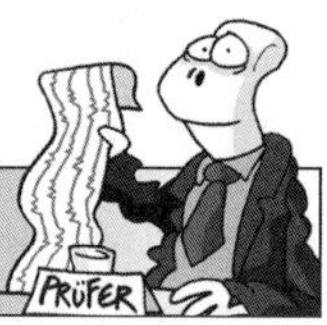

BASICS MÜNDLICHE

Wie ist das Volumen der Lunge zusammengesetzt?
Die totale Lungenkapazität beträgt etwa 7,0 l und lässt sich aufteilen in

- ein Atemzugvolumen von normal 0,5 l,
- ein inspiratorisches Reservevolumen von 3,5 l und
- ein exspiratorisches Reservevolumen von 1,5 l.

Diese Volumina werden als Vitalkapazität bezeichnet und können willkürlich geatmet werden. Daneben gibt es noch ein Lungenvolumen, das nicht durch Atemmuskeln mobilisiert werden kann: das Residualvolumen mit etwa 1,5 l.

Wie kann das Residualvolumen bestimmt werden?
Die mobilisierbaren Volumina der Vitalkapazität können mit dem Spirometer direkt gemessen werden. Für die Bestimmung des Residualvolumens wird die indirekte Methode der Fremdgasverdünnung benutzt. Hierzu wird ein Gas eingeatmet, das nicht in die Blutbahn übertreten kann - meist Helium. Eine bestimmte Stoffmenge Helium wird eingeatmet und das Volumen sowie die Konzentration vor und nach der Durchmischung ins Verhältnis gesetzt. Dadurch wird die totale Lungenkapazität errechnet, von der man die im Spirometer messbare Vitalkapazität abzieht, um die Residualkapazität zu erhalten.

Wie unterscheidet sich das Residualvolumen von der Residualkapazität?
In körperlicher Ruhe wird nur ein Atemzugvolumen von 0,5 l geatmet und das exspiratorische Reservevolumen nicht verändert. In dieser Situation kann das exspiratorische Reservevolumen zum Residualvolumen hinzugezogen werden, wodurch man die funktionelle Residualkapazität erhält.

1.4 Atemmechanik

Für die Ein- und Ausatmung der Atemluft werden Atemmuskeln benötigt. Die Intensität der notwendigen Muskelaktivität ist abhängig von der Elastizität und Dehnbarkeit der Lunge sowie des Thorax. Außerdem müssen noch die Reibungskräfte überwunden werden, die bei der Luftströmung entstehen.
In diesem Kapitel wird zunächst auf die Atemmuskeln, die Atemarbeit und dann auf die Elastizität des Atemapparats eingegangen. Anschließend werden die Zusammenhänge der Compliance des Atemapparats dargestellt. Den krönenden Abschluss bilden die Atemwegswiderstände und die Resistance.

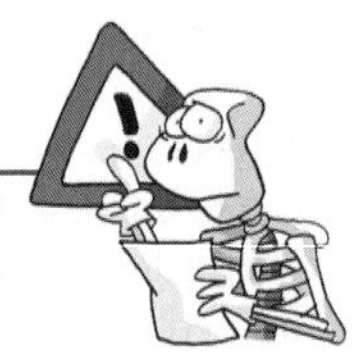

Übrigens...
Die Compliance wird besonders gern in der mündlichen Prüfung gefragt.

1.4.1 Atemmuskeln und Atemarbeit

Die Atemmuskeln führen zu einer Vergrößerung des Thoraxvolumens, wodurch die Atemluft in die Lungen einströmt. Die Atemmuskeln sind

- die Mm. intercostales externi und das Zwerchfell für die **Einatmung**,
- die Mm. sternocleidomastoidei und die Mm. scaleni als **Reserve bei forcierter Einatmung**.
- die Mm. intercostales interni und die Bauchmuskeln als Bauchpresse als **Reserve bei forcierter Ausatmung.**

MERKE:
Unter Ruhebedingungen erfolgt die Exspiration passiv durch die Retraktionskraft der Lunge.

Die Atemmuskeln müssen unterschiedliche Kräfte überwinden und leisten hierbei Arbeit:
Die **Inspirationsarbeit** der Atemmuskeln richtet sich gegen

- **elastische Widerstände** bei der Dehnung von Lunge und Thorax,
- **visköse Kräfte** (= Reibungsarbeit) für die Bewegung der Atemluft im Bronchialbaum.

Die **Exspirationsarbeit** der Atemmuskeln erfolgt

- passiv, durch Nutzung der - während der Inspiration - **gespeicherten Energie**,

- bei **vermehrter Arbeit** durch zusätzliche Nutzung der **Exspirationsmuskeln** (z.B. bei obstruktiven Atemwegserkrankungen s. 1.4.7, S. 19).

1.4.2 Elastizität der Lunge

Die Elastizität der Lunge wird durch drei Faktoren bestimmt:

1 Die Dehnbarkeit und geometrische Anordnung **elastischer Fasern** im Lungengewebe.
2 Die **Verankerung** jeder Alveole im umgebenden Lungengewebe, wodurch eine Balance der Dehnung geschaffen wird. Kollabiert eine Alveole, so erweitern sich andere, wodurch sich ein Gleichgewicht der Alveolardehnung einstellt.
3 Die Verminderung der Oberflächenspannung in den Alveolen durch **Surfactant (= surface active agens).**

Gerade der dritte Punkt wurde sehr gern im schriftlichen Physikum gefragt und wird deshalb hier näher erläutert: Das **Surfactant** ist ein Stoffgemisch und besteht zu 90 – 95% aus **Phospholipiden**, besonders aus Phosphatidylcholin (= Lecithin). Weiterhin enthält es vier spezifische **Surfactant-Proteine** und einen **geringen Kohlenhydratanteil**. Gebildet wird das Surfactant von **Typ II Alveolarzellen.**

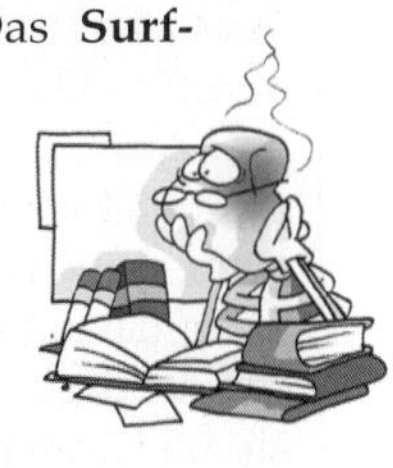

MERKE:
Surfactant vermindert die Oberflächenspannung in Alveolen.

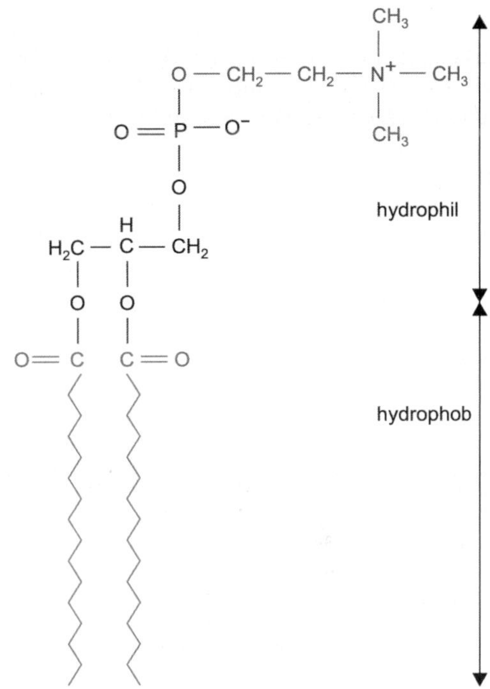

Abb. 4: Phosphatidylcholin-Strukturformel

Wie kann diese Wirkung von Surfactant erklärt werden? Hier die Antwort, um auch diese im mündlichen Physikum beliebte Frage beantworten zu können:

Surfactant kleidet wie Kleister alle Nischen und Hohlräume in den Alveolen aus, glättet so die Oberflächen und befindet sich an der Grenzschicht zwischen Alveolargas und Flüssigkeitsfilm auf den Alveolarzellen. Genau an dieser Grenzschicht wirkt auch die **Oberflächenspannung.** Die Oberflächenspannung zieht die Alveolen zusammen, wodurch die Retraktionskräfte der Lunge verstärkt werden. Ohne Surfactant würde es zu einem Kollaps der Alveolen kommen.

Bei der Betrachtung der Strukturformel von Phosphatidylcholin fällt die Aufteilung in eine **polare** (= hydrophile, wasserlösliche) Kopfgruppe und einen **unpolaren** (= hydrophoben, wasserabweisenden) Schwanzteil auf. Hier liegt der Grund für seine Wirkungsweise: Surfactant mindert die Oberflächenspannung und Retraktionskräfte, indem sich seine polaren Anteile zum Flüssigkeitsfilm hin ausrichten und die unpolaren Anteile in die Alveolargasphase hineinragen. Kommt es bei der **Ausatmung** zu einer Verkleinerung der

Alveolen, so rücken die unpolaren Anteile des Surfactant näher zueinander. Dadurch erhöhen sich aber die **Abstoßungskräfte der unpolaren Anteile** untereinander, wodurch die Alveole nicht kollabiert und die Oberflächenspannung vermindert wird.

MERKE:
Surfactant verhindert Atelektasen = einen Kollaps von Alveolen.

Übrigens...

Bei einem **Surfactantmangel** - wie er bei Frühgeborenen auftreten kann - kommt es zu einer Zunahme der Oberflächenspannung in den Alveolen. Mit steigender Oberflächenspannung nehmen jedoch auch die Retraktionskräfte der Lunge zu, wodurch die Compliance (= Dehnbarkeit) der Lunge sinkt (s. 1.4.3, S. 10) und mehr Kräfte für die Dehnung der Lunge benötigt werden. Das Frühgeborene muss deshalb sehr angestrengt (= dyspnoeisch) atmen. Dieses Krankheitsbild wird als **Atemnotsyndrom des Frühgeborenen (= IRDS**, infant respiratory distress syndrome) bezeichnet. Es lässt sich durch die direkte Gabe von Rindersurfactant oder synthetischem Surfactant in die Lungen therapieren.

Beim **Surfactantmangel** kommt es am Ende der **Ausatmung** (= endexspiratorisch) zu einer Besonderheit die gern im schriftlichen Physikum gefragt wird: Endexspiratorisch kann die Oberflächenspannung in den Alveolen so groß werden, dass die Alveolen kollabieren, wodurch die Compliance der Lunge sinkt. Die Lunge wird dann insgesamt noch kleiner und füllt einen kleineren Raum im Thorax aus. Die starke endexspiratorische Verkleinerung der Lunge bewirkt eine **Abnahme des Drucks im Pleuraspalt** (= einen größeren Unterdruck im Pleuraspalt). Bei einem **Surfactantmangel** kommt es nach solch einem Kollaps der Alveolen zu einer Minderbelüftung der Alveolen und zu einer **hypoxischen pulmonalen Vasokonstriktion der Arteriolen** – NICHT jedoch der Kapillaren! (= Euler-Liljestrand-Mechanismus, s. 1.5, S. 21), wodurch die besser belüfteten Lungenareale durchblutet werden, aber auch der Rechts-Links-Shunt ansteigt.

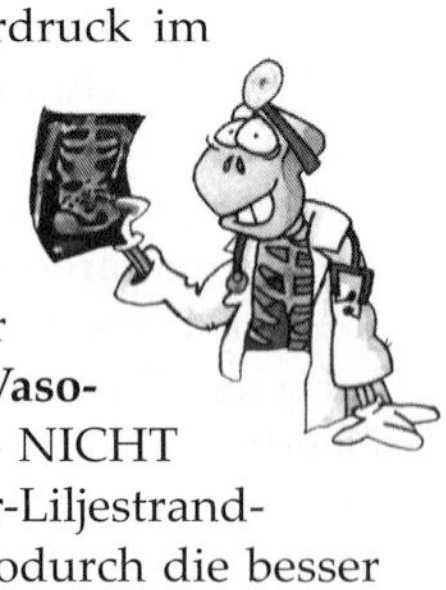

MERKE:
Beim Surfactantmangel kommt es endexspiratorisch durch einen Kollaps der Alveolen zu einem stärker negativen Pleuradruck.

1.4.3 Elastizität und Dehnbarkeit

Im schriftlichen Teil des Physikums finden sich zu diesem komplexen Thema erstaunlich wenig Fragen. Dennoch sollten die wesentlichen Zusammenhänge verstanden sein, da gerade die Dehnbarkeit (= Compliance) des Atemapparats gern in der mündlichen Prüfung gefragt wird.

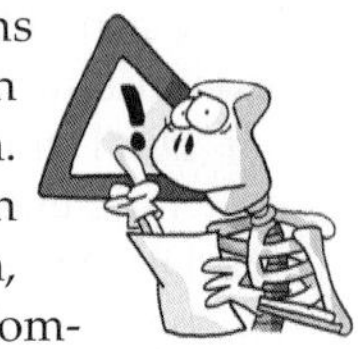

Definition des transmuralen Drucks und der Compliance

Zum besseren Verständnis der Compliance wird hier ein Beispielexperiment vorgestellt (s. Abb. 5).

Beispiel:
Ein Luftballon wird mit einer Luftpumpe verbunden. Durch die Luftpumpe kann Luft in den Luftballon hineingedrückt werden. Ein zweiter Luftballon befindet sich in einer luftdicht verschlossenen Apparatur. Nur die Öffnung des Luftballons ist so eingespannt, dass sie mit dem Umgebungsluftdruck kommunizieren kann. Durch eine Vakuumpumpe kann Luft aus der Apparatur herausgepumpt und ein Unterdruck erzeugt werden.
Welcher Luftballon entfaltet sich dabei stärker? Der erste Luftballon, in den Luft hineingepumpt wird oder der zweite, aus dessen Umgebung eine identische Luftmenge aus der Apparatur herausgepumpt wurde? Die korrekte Antwort lautet: Beide Luftballons entfalten sich gleich stark. Wie lässt sich dies aber nun erklären und was hat dies mit der Compliance zu tun?

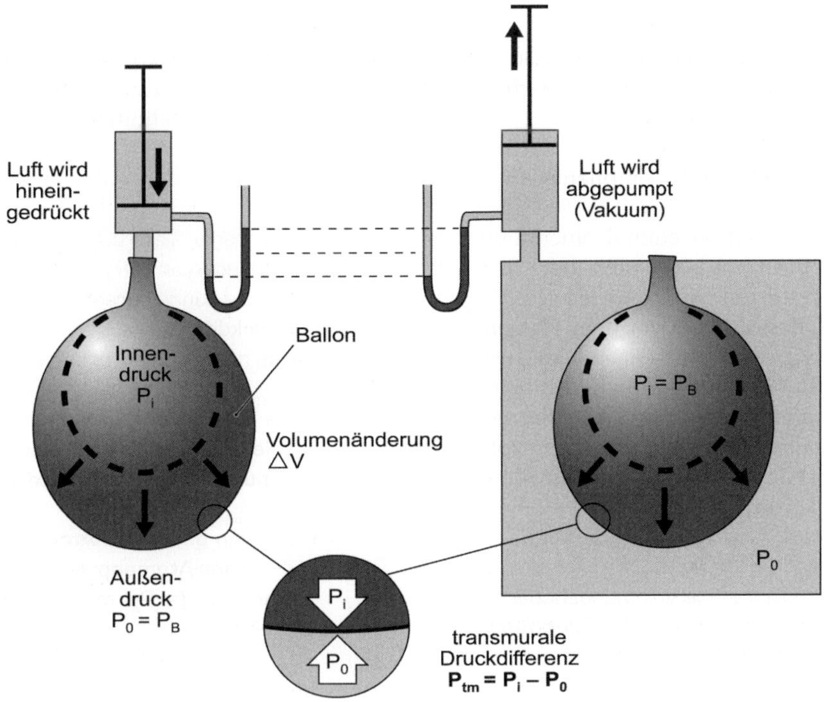

Abb. 5: Experiment transmuraler Druck und Compliance

Sowohl im Beispielexperiment als auch in unserem Körper hängt die Dehnung des Luftballons/Atemapparats von der erzeugten Druckdifferenz über seiner Wand ab - von der **transmuralen Druckdifferenz P_{tm}:**

$P_{tm} = P_i - P_o$

MERKE:

Die Transmurale Druckdifferenz berechnet sich aus dem Innendruck (= P_i) **minus** dem **Außendruck** (= P_o).

In beiden Fällen ist die **transmurale Druckdifferenz identisch**, da im ersten Luftballon der **Innendruck erhöht** wird und im zweiten der **Außendruck um den gleichen Betrag negativer wird**.

Wird bei solch einem Experiment die Änderung der transmuralen Druckdifferenz und die Volumenänderung registriert, so können diese Werte im Druck-Volumen-Diagramm (= Dehnungskurve) dargestellt werden. Der Anstieg dieser Kurve ist dann die Volumendehnbarkeit/die Compliance:

$C = \Delta V / \Delta P_{tm}$

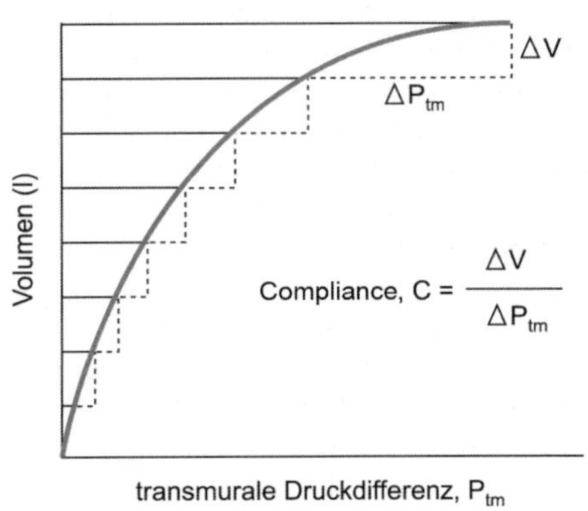

Abb. 6: Anstieg Druck-Volumen-Diagramm

MERKE:
Die Compliance ist der Anstieg im Druck-Volumen-Diagramm. Je steiler die Kurve, desto größer die Compliance (= die Dehnbarkeit).

Der Kehrwert der Compliance (= 1/C) ist die **Elastance** - die Steifigkeit.

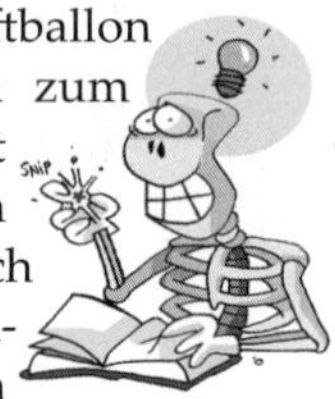

Wer selbst schon einmal einen Luftballon aufgepustet und versucht hat, ihn zum Platzen zu bringen, wird festgestellt haben, dass es kurz vor dem Platzen schwierig und anstrengend ist noch mehr Luft in den Luftballon hineinzupumpen. Kurz vor dem Platzen nimmt nämlich die Compliance (= Volumendehnbarkeit) des Luftballons ab und die Elastance (= Steifigkeit) zu.

MERKE:
Die Compliance/die Volumendehnbarkeit ist ein Maß für die elastischen Widerstände eines Systems.

Transmuraler Druck und Compliance im Atemapparat des Menschen

Nach diesen experimentellen Vorüberlegungen wagen wir nun den Schritt in den menschlichen Körper: Der menschliche Atemapparat kann vereinfacht dargestellt werden als **zwei ineinander geschachtelte elastische Hohlkörper.** Der innere Hohlkörper stellt die Lunge und der äußere den Thorax dar. Beide Hohlkörper müssen zur Ein- und Ausatmung gedehnt werden und besitzen somit eine eigene Volumendehnbarkeit (= Compliance). Da beide Hohlkörper in vivo (= beim lebenden Menschen) zur Messung der Compliance nicht voneinander getrennt werden können, erfolgt die Messung am gesamten Atemapparat. Stellt sich somit die Frage, wie groß der jeweilige Anteil der Compliance der Lunge und der des Thorax an der Gesamtcompliance des Atemapparats ist...

MERKE:
Die Compliance (= C) errechnet sich aus der Volumenänderung (= **ΔV**) und der Änderung der transmuralen Druckdifferenz (=ΔP_{tm}):
$C = \Delta V / \Delta P_{tm}$

Beginnen wir mit den Betrachtungen der transmuralen Druckdifferenzen von Lunge, Thorax und Atemapparat. Zur Wiederholung hier noch einmal die Definition der transmuralen Druckdifferenz:

MERKE:
Die Transmurale Druckdifferenz berechnet sich aus dem Innendruck (= P_i) minus dem Aussendruck (= P_o).

- Für die Lunge berechnet sich die **transpulmonale Druckdifferenz** aus dem **Alveolardruck (= P_A) minus** dem Pleuradruck (= P_{pl}):
  $P_{tm\ (Lunge)} = \mathbf{P_A - P_{pl}}$
- Für den Thorax berechnet sich die **transthorakale Druckdifferenz** aus dem **Pleuradruck (= P_{pl}) minus dem äußeren Luftdruck (= P_B):**
  $P_{tm\ (Thorax)} = P_{pl}$
- Für den **gesamten Atemapparat** berechnet sich die **Trans-Atemapparat-Druckdifferenz** aus **Alveolardruck (= P_A) minus dem äußeren Luftdruck (= P_B):**
  $P_{tm\ (Atemapparat)} = P_A$

MERKE:
Da sich der äußere Luftdruck (= P_B) während der Messung nicht ändert, kann er in der Rechnung vernachlässigt werden.

Wie können die einzelnen Drücke nun in vivo gemessen werden?

- Der P_A = intrapulmonale Druck oder Alveolardruck wird bei **geöffneter Glottis als Munddruck** gemessen, wenn kein Luftstrom vorhanden ist.
- Der P_{pl} = intrapleurale Druck oder Pleuradruck wird durch Anstechen des Pleuraspalts direkt oder durch eine **Ösophagusdrucksonde** bei aufrechtem Oberkörper in einer bestimmten Höhe gemessen.
- Der P_B = Barometerdruck oder äußere Luftdruck ändert sich während der Messung nicht und kann daher als Konstante aus der Rechnung entfernt werden.

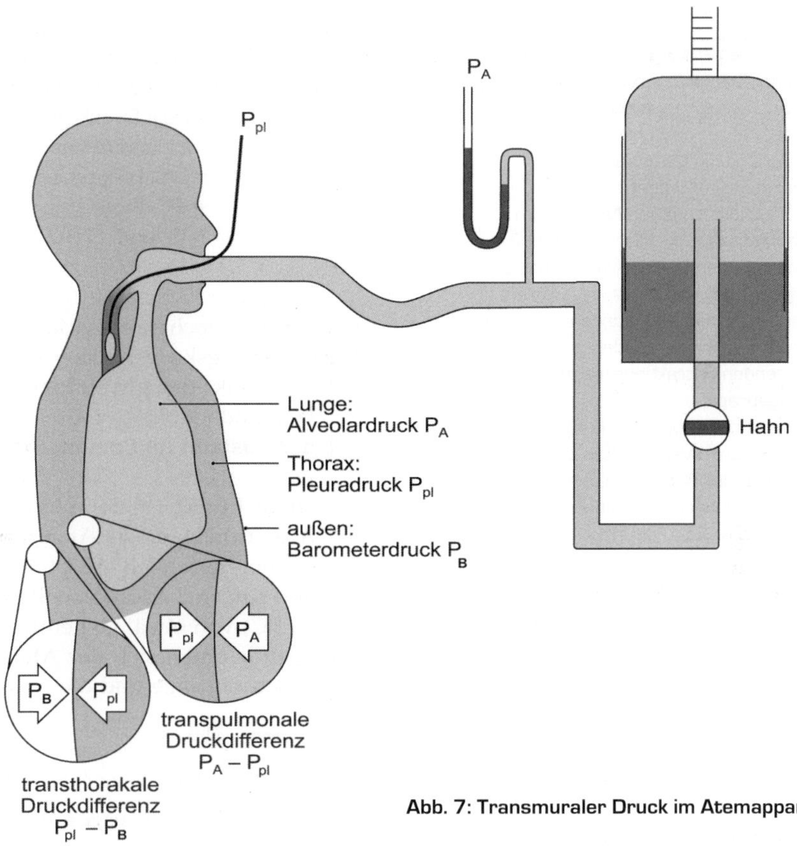

Abb. 7: Transmuraler Druck im Atemapparat

Passive Druck-Volumen Beziehungen von Lunge, Thorax und Atemapparat

Aus dem Druck-Volumen-Diagramm lässt sich die Compliance von Lunge, Thorax und Atemapparat ablesen. Die Compliance des Atemapparats kann mit der folgenden Formel errechnet werden:

$1/C_{Th+L} = 1/C_{Th} + 1/C_{L}$

MERKE:

Die Compliance des Atemapparats errechnet sich aus dem Kehrwert der Compliance von Lunge und Thorax - es addieren sich die Elastancen (= 1/C) von Lunge und Thorax.

Besonders in der mündlichen Prüfung des Physikums wird gern nach der Volumendehnbarkeit und den Ruhedehnungskurven von Lunge, Thorax und Atemapparat gefragt. Daher solltet ihr euch den groben Kurvenverlauf sowie die Aussagen und Interpretationen einiger markanter Punkte der Kurven merken.

MERKE:

Die Ruhedehnungskurve vom Thorax wird bei völlig entspannter Thorax-Muskulatur aufgezeichnet.

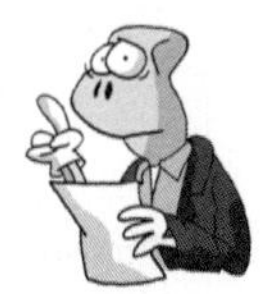

Übrigens...

Wird in der mündlichen Prüfung die Aufgabe gestellt, das Druck-Volumen-Diagramm und die Ruhedehnungskurven zu erläutern, so sollte unbedingt mit der Beschreibung der Achsen begonnen werden:

- Auf der **x-Achse** sind die **transmuralen Druckdifferenzen** in kPa aufgetragen. Eine transmurale Druckdifferenz von **Null** liegt im **Gleichgewichtszustand** vor. Hier ist der Innendruck gleich dem Außendruck. Ist die transmurale Druckdifferenz **negativ**, so ist das System gestaucht und es möchte sich ausdehnen. Ist sie **positiv**, so ist das System gedehnt und die zusammenziehenden Retraktionskräfte sind sehr stark ausgeprägt.
- Auf der **y-Achse** sind die jeweiligen **Lungenvolumina** aufgetragen. Drei Werte sollten bekannt sein: **RV** bezeichnet das Residualvolumen mit etwa 1,5 l, **FRC** bezeichnet die funktionelle Residualkapazität mit etwa 3,0 l - sie wird am Ende einer normalen Ausatmung erreicht und bezeichnet die **Atemruhelage** und der letzte Wert ist die **TLC**, die totale Lungenkapazität mit etwa 7,0 l. Die Ruhedehnungskurven werden durch Messung der transmuralen Druckdifferenzen bei bestimmten Lungenvolumina registriert.

MERKE:

- Lunge, Thorax und Atemapparat streben ihrer Gleichgewichtslage zu. In der Gleichgewichtslage ist die transmurale Druckdifferenz gleich Null und somit Innendruck und Außendruck identisch.

Die transmuralen Druckdifferenzen errechnen sich aus

- $P_{tm\,(Lunge)} = P_A - P_{pl}$,
- $P_{tm\,(Thorax)} = P_{pl}$ und
- $P_{tm\,(Atemapparat)} = P_{AC}$.

Jetzt werden noch zwei markante Punkte auf den Ruhedehnungskurven näher vorgestellt:

1. der Punkt der **physiologischen Atemruhelage** und
2. der **Zustand im Pneumothorax**.

Der **erste Punkt** ist der physiologische Punkt der **Atemruhelage**. Die Atemruhelage wird am Ende einer normalen Ausatmung erreicht, bei der die Lungen die funktionelle Residualkapazität (= FRC) von etwa 3,0 l enthalten. Bei diesem Volumen befindet sich der **Atemapparat** in der Gleichgewichtslage und die transmurale Druck-

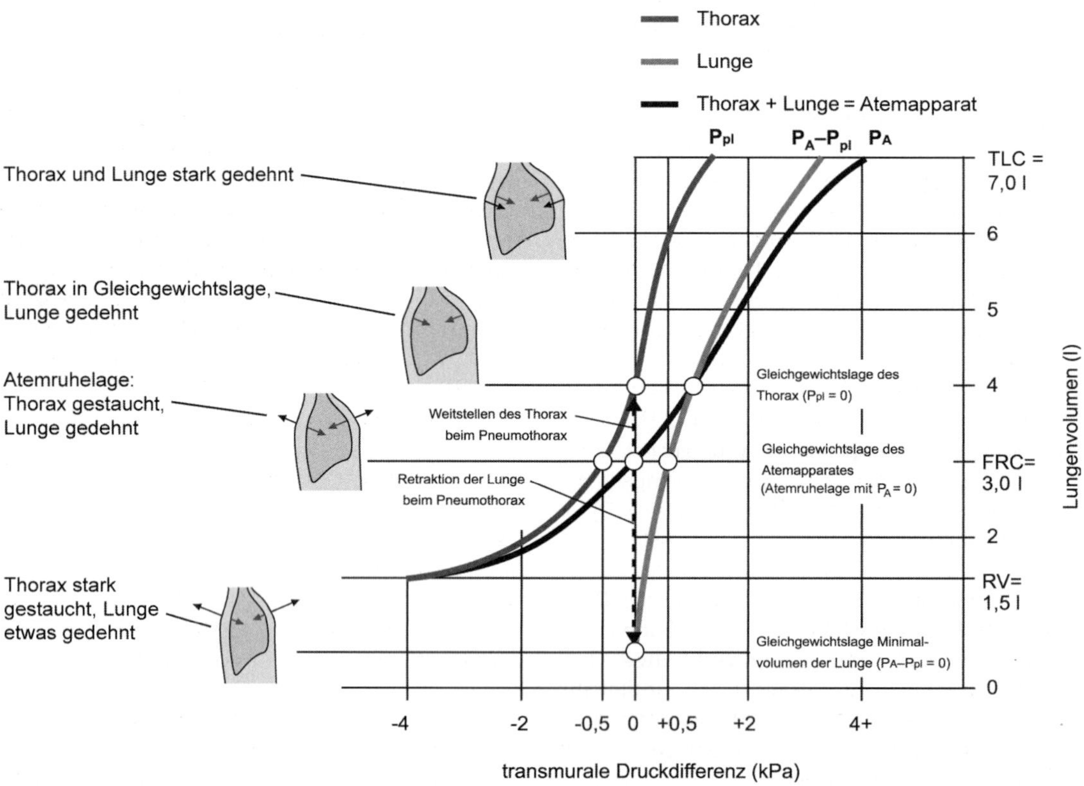

Abb. 8: passive Druck- und Volumenbeziehungen

differenz des Atemapparats ist gleich Null. Stellt sich nun die Frage, in welchem Dehnungszustand sich die Lunge und der Thorax befinden. Zusammengehalten werden die Lunge und der Thorax durch den Unterdruck im Pleuraspalt und einen dünnen Flüssigkeitsfilm.

MERKE:
Unter Ruhebedingungen befindet sich im Pleuraspalt ein Unterdruck von etwa 0,5 kPa.

Sicherlich habt ihr schon einmal versucht zwei nasse Glasplatten zu trennen und festgestellt, dass sie sich sehr gut gegeneinander verschieben lassen, jedoch schwer voneinander zu trennen sind. In der Atemruhelage – am Ende einer normalen Ausatmung – bei etwa 3,0 l Lungenvolumen beträgt die transmurale Druckdifferenz des Thorax **-0,5 kPa** und der Lunge **+0,5 kPa**. Dies bedeutet, dass der Thorax in der Atemruhelage gestaucht und die Lunge gedehnt ist. Der Thorax hat daher das Bestreben sich **auszudehnen**, und die Lunge möchte sich **zusammenziehen**, um die jeweilige eigene Gleichgewichtslage zu erreichen. Beide Hohlkörper sind nun aber durch den Unterdruck und den Flüssigkeitsfilm im Pleuraspalt miteinander gekoppelt und halten so den gesamten Atemapparat in seiner Gleichgewichtslage. Der Begriff „Gleichgewichtslage des Atemapparats" bedeutet, dass die Lungendehnung und die Thoraxverkleinerung hier im Gleichgewicht stehen, wodurch die transmurale Druckdifferenz des gesamten Atemapparats gleich **null** ist.
Der **zweite Zustand** ist die pathologische Situation beim **Pneumothorax**. Ein Pneumothorax entsteht z.B. nach einem Lungenriss oder nach einer Stichverletzung von außen. Dabei dringt Luft in den Pleuraspalt ein, die den Unterdruck beseitigt und eine Trennung von Thorax und Lunge bewirkt. Die Kopplung zwischen Lunge und Thorax ist damit aufgehoben und beide Hohlkörper streben ihrer eigenen Gleichgewichtslage zu:

- Der **Thorax** bewegt sich also auf seiner Ruhedehnungskurve in Richtung Gleichgewichtslage des Thorax und dehnt sich dazu aus.
- Die **Lunge** bewegt sich auf ihrer Ruhedehnungskurve in Richtung Gleichgewichtslage der Lunge und zieht sich hierzu bis auf ein Minimalvolumen zusammen (= die Lunge kollabiert).

MERKE:
In der Gleichgewichtslage ist die transmurale Druckdifferenz gleich Null.

Übrigens...
Ein Patient mit einem beidseitigen Pneumothorax besitzt einen vergrößerten Brustkorb und kollabierte Lungen. Es müssen Thoraxdrainagen in den Pleuraspalt eingebracht werden um die eingedrungene Luft ausströmen zu lassen und meistens muss der Patient beatmet werden.

Zum Abschluss noch einige prüfungsrelevante **Aussagen zu den Ruhedehnungskurven:**
Die Compliance ist dort am größten, wo die Ruhedehnungskurve am steilsten ist (= die Steigung der Kurve am größten ist). Eine große Compliance bedeutet eine große Volumendehnbarkeit. Es kann somit festgehalten werden, dass

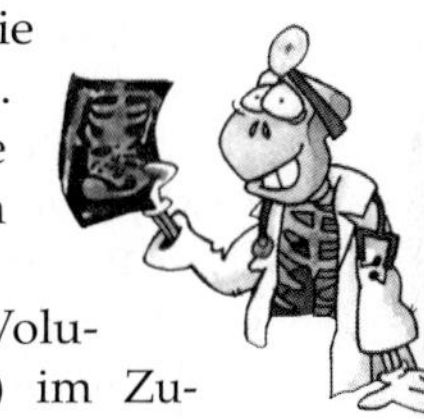

- der Atemapparat seine größte Volumendehnbarkeit (= Compliance) im Zustand der **Atemruhelage** (= am Ende einer normalen Ausatmung, wenn nur noch die funktionelle Residualkapazität enthalten ist) besitzt, da an diesem Punkt die Ruhedehnungskurve am steilsten verläuft.
- bei **geringeren Lungenvolumina** vor allem die Elastance (= Steifigkeit) des Thorax zunimmt. Seine Compliance nimmt dann also ab, was an der Abflachung der Ruhedehnungskurve zu sehen ist. Die Compliance der Lunge erreicht mit abnehmendem Lungenvolumen ihr Maximum.
- bei **größeren Lungenvolumina** die Elastance der Lunge zu- und die Compliance abnimmt (= die Ruhedehnungskurve flacht sich auch hier ab). Der Thorax verliert hier allerdings nur wenig an Volumendehnbarkeit.

1.4.4 Atemwegswiderstände - die Resistance

Mit der Compliance habt ihr im vorhergehenden Kapitel die elastischen Widerstände des Atemsystems kennen gelernt. Welche Kräfte werden aber nun der strömenden Atemluft entgegengesetzt/wie sind die viskösen Widerstände definiert?
Um die Atemluft in die Alveolen zu befördern sind zwei Möglichkeiten denkbar:

1. ein **Überdruck** im Mund drückt Luft in die Alveolen (= der Patient wird beatmet), oder

2. ein **Unterdruck** im Alveolarraum saugt Luft in die Alveolen (= der Patient atmet selbst).

In beiden Möglichkeiten wurde eine **treibende Druckdifferenz** zwischen Alveolarraum und Mundbereich aufgebaut, die einen Luftstrom erzeugt.

MERKE:
Für eine Luftströmung ist eine Druckdifferenz/ein Strömungsdruck notwendig.

Der Atemwegswiderstand ist analog zum **elektrischen Widerstand** definiert. Das Ohm-Gesetz besagt, dass der elektrische Widerstand (= R) aus der Spannung - also der elektrischen Potentialdifferenz (= U) - geteilt durch die Stromstärke (= I) resultiert:

$R = U / I$

Für den Atemwegswiderstand, der als Resistance (= RL) bezeichnet wird, gilt analog:

$R_L = (P_A - P_{ao}) / \dot{V}$

Hierbei ist P_A der Druck im Alveolarraum, P_{ao} der Druck im Mund und $\dot{V}$ die Atemstromstärke. Für die schriftliche Prüfung solltet ihr euch die Formel der Resistance unbedingt einprägen.

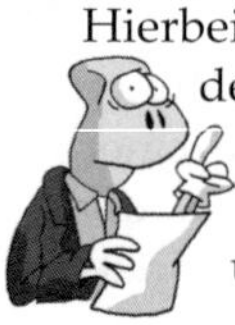

MERKE:
Die Resistance ergibt sich aus dem Verhältnis der treibenden Druckdifferenz zur Atemstromstärke.

Übrigens...

- Der Atemwegswiderstand (= die Resistance der Lunge R_L) kann mithilfe des **Ganzkörperplethysmographen** ermittelt werden. Bei der Ganzkörperplethysmographie sitzt der Patient in einer Kammer und es werden Druckschwankungen der Kammer gemessen, die den **Änderungen des intrapulmonalen Drucks** (= Druck im Alveolarraum) entsprechen. Durch ein Mundstück kann zusätzlich die Atemstromstärke ermittelt werden.
- Zur Lokalisation des Atemwegswiderstands im Atemsystem sollte man sich merken, dass etwa **80% des Gesamtatemwegswiderstands** in den **oberen sechs Verzweigungsgenerationen** (= Mund, Nase, Rachen, Trachea, Stamm-, Lappen- und Segmentbronchien) anfallen. Nur ein etwa 20%iger Anteil der Resistance fällt in den peripheren Atemwegen unter 2mm an. Ursache hierfür ist der in der Peripherie **stark zunehmende Gesamtquerschnitt** der Bronchien.

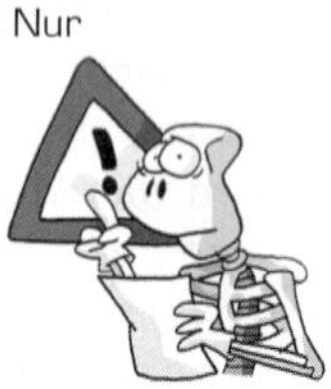

1.4.5 Zusammenhang zwischen Atemstromstärke, Alveolardruck und Pleuradruck

Schriftlich, wie auch mündlich werden die Zusammenhänge zwischen Atemstromstärke, Alveolardruck und Pleuradruck sehr gern gefragt. Daher jetzt gut aufgepasst...

Stellt euch am besten mal den Atemapparat bildlich vor: Ganz innen ist der Alveolarraum mit dem Alveolardruck, abgetrennt vom Pleuraraum und Pleuradruck durch die aufgespannte Lunge mit ihrer speziellen Compliance (= Volumendehnbarkeit). Außen sind der Thorax und das Zwerchfell mit der einzigen Möglichkeit durch Muskelkraft eine Bewegung des Atemapparats zu erreichen. Wie wirken nun die Muskelkräfte auf die inneren Strukturen und wie müssen sich die Drücke im Pleura- und Alveolarraum ändern, damit Luft in den Alveolarraum einströmt? Unter Ruhebedingungen befindet sich im Pleuraspalt ein Unterdruck von etwa 0,5 kPa, der zusammen mit der Pleuraflüssigkeit die Verbindung zwischen Thorax und Lunge herstellt.

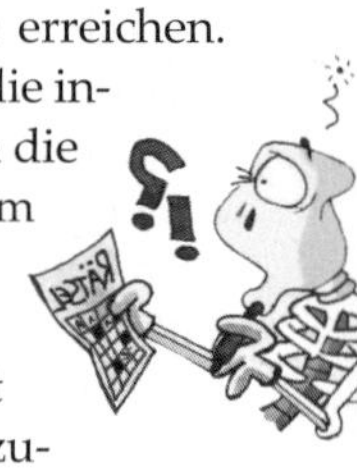

- Bei der **normalen Einatmung** wird der Brustkorb durch die Atemmuskeln erweitert. Diese **Brustkorberweiterung** erzeugt eine **Zunahme des Unterdrucks im Pleuraspalt**, der auf die Lunge wirkt und diese stärker entfaltet. Diese Lungenerweiterung erzeugt nun den notwendigen **Unterdruck im Alveolarraum, die treibende Druckdifferenz** -, die nach öffnen der Glottis und des Mundes **Atemluft in den Alveolarraum einströmen lässt (= eine Atemstromstärke fließt).** Die einströmende Luft gleicht dann allmählich den Unterdruck im Alveolarraum aus, bis keine treibende Druckdifferenz mehr besteht und folglich auch keine Luft mehr strömt.
- Bei **forcierter Einatmung** soll die Atemluft sehr schnell in die Lungen eingesogen werden. Dafür muss sich der Thorax durch **rasche Anspannung der Atemmuskulatur** sehr schnell erweitern. Dies führt zu einem **starken Unterdruck im Pleura-Spalt,** der die Lunge sich schneller entfalten lässt. Eine noch **schnellere Lungenerweiterung** führt zu einem **noch negativeren Druck im Alveolarraum.** Sowohl die treibende Druckdifferenz als auch die Atemstromstärke sind hier - im Vergleich zur normalen Atmung - wesentlich größer und ermöglichen so einen schnelleren Atemlufteinstrom.

- Bei der **normalen Ausatmung** soll Luft aus dem Alveolarraum herausgedrückt werden. Hierzu **verkleinert sich der Thorax** nach Entspannung der Atemmuskulatur, wodurch die Rückstellkräfte der Lunge zu einer **Verkleinerung des Lungenvolumens** führen. Die treibende Druckdifferenz und die Atemstromstärke kehren sich um und Atemluft wird aus den Lungen herausgedrückt. Während der normalen Ausatmung wird der Unterdruck im Pleuraspalt geringer, ohne jedoch einen positiven Wert anzunehmen.
- Bei der **forcierten Ausatmung** wird der Lungeninhalt rasch ausgeatmet. Dazu werden **zusätzliche Ausatemmuskeln mobilisiert**, um rasch das Thoraxvolumen zu verkleinern. Der **Pleuradruck** kann unter diesen Bedingungen einen **positiven Wert** annehmen und drückt die Lunge zusätzlich zusammen. Es resultiert eine - auf Ausstrom gerichtete - höhere treibende Druckdifferenz, wodurch sich auch eine hohe Atemstromstärke einstellt. Bei maximaler Ausatmung, geöffneter Glottis und geöffnetem Mund nähert sich der Druck im Alveolarraum und im Pleuraspalt zum Ende der Ausatmung am stärksten an. Der Druck im Pleuraspalt kann jetzt positiv werden. Im Alveolarraum ist er nach ausgeströmter Atemluft gleich Null.

MERKE:

- Bei langsamer Ausatmung wird der Pleuradruck positiver und nähert sich dem Nullwert an, OHNE ihn jedoch zu erreichen.
- Bei forcierter Ausatmung steigt der Druck im Pleuraspalt und erreicht kurzfristig einen positiven Druck, um dann wieder negativ zu werden.

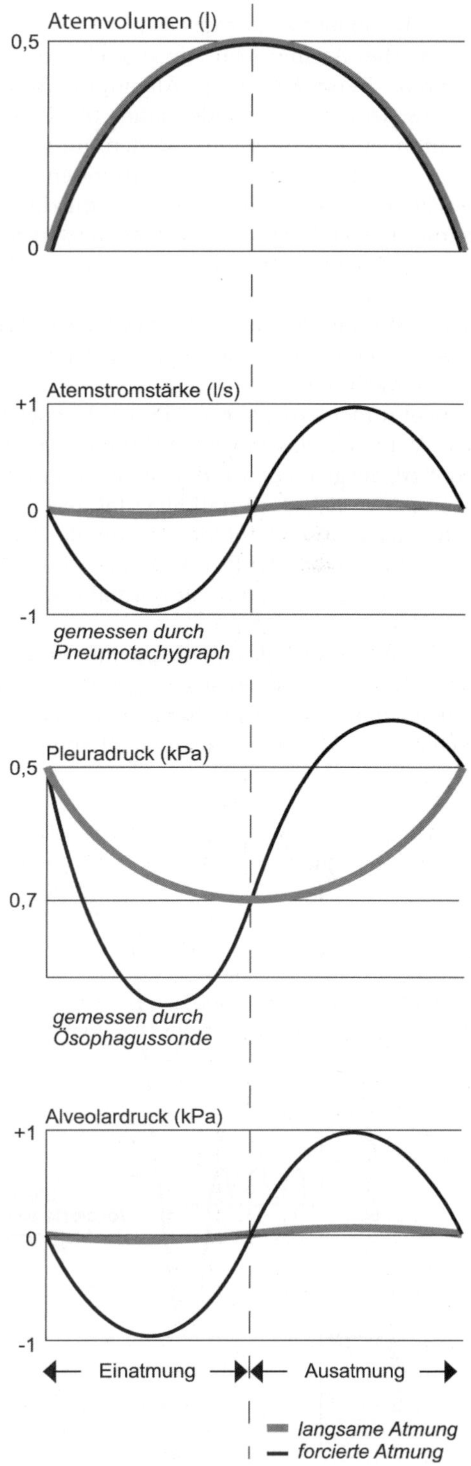

Abb. 9: Atemstromstärke, Alveolardruck und Pleuradruck

1.4.6 Dynamische Atemgrößen

Dynamische Atemgrößen sind wichtige diagnostische Kenngrößen des Atemapparats zur Messung des Atemwegswiderstands. Sie können im **Tiffeneau-Test** bestimmt werden, indem ein Patient mit einem Spirometer verbunden wird. Der Patient wird aufgefordert aus **maximaler Einatmung** so schnell wie möglich auszuatmen, dabei werden die Zeit und das ausgeatmete Volumen registriert.

- **Forcierte Vitalkapazität (= FVC)** bezeichnet das gesamte schnellstmöglich ausatembare Lungenvolumen,
- **Einsekundenkapazität (= FEV_1)** bezeichnet das Volumen, das in einer Sekunde maximal forciert ausgeatmet werden kann, normalerweise etwa **80% der Vitalkapazität** und
- **Atemgrenzwert** meint das maximale Atemzeitvolumen, das der Proband kurzzeitig willkürlich erreichen kann, mit normal etwa 120-170 l/min.

Die Werte der Einsekundenkapazität und der forcierten Vitalkapazität sind - genau wie die Vitalkapazität - vom Alter, Körperdimensionen, Geschlecht und Trainingszustand abhängig.

MERKE:

- Dynamische Atemgrößen beschreiben die Geschwindigkeit von Volumenänderungen und sagen etwas über den Atemwegswiderstand aus.
- Die Erhöhung des Atemwegswiderstands führt zu einer Abnahme der Einsekundenkapazität.

Übrigens...

- Eine Besonderheit besitzt die **forcierte Vitalkapazität**. Sie ist etwas geringer, als die langsam ausgeatmete Vitalkapazität. Durch die **schnelle Ausatmung (= forcierte Exspiration)** kommt es nämlich zu einer **Kompression der kleinen Atemwege** durch den **kurzzeitig positiv werdenden Pleuradruck**, was **dynamische Atemwegskompression** genannt wird (ist in Abbildung 10 nicht dargestellt).
- Aus dem im Tiffeneau-Test aufgezeichneten Volumen-Zeit-Diagramm kann neben der FVC und FEV_1 auch die Atemstromstärke (= $\dot{V}$) abgelesen werden. Die **forciert exspiratorische Atemstromstärke** ergibt sich als Anstieg der Atemkurve im mittleren Anteil.

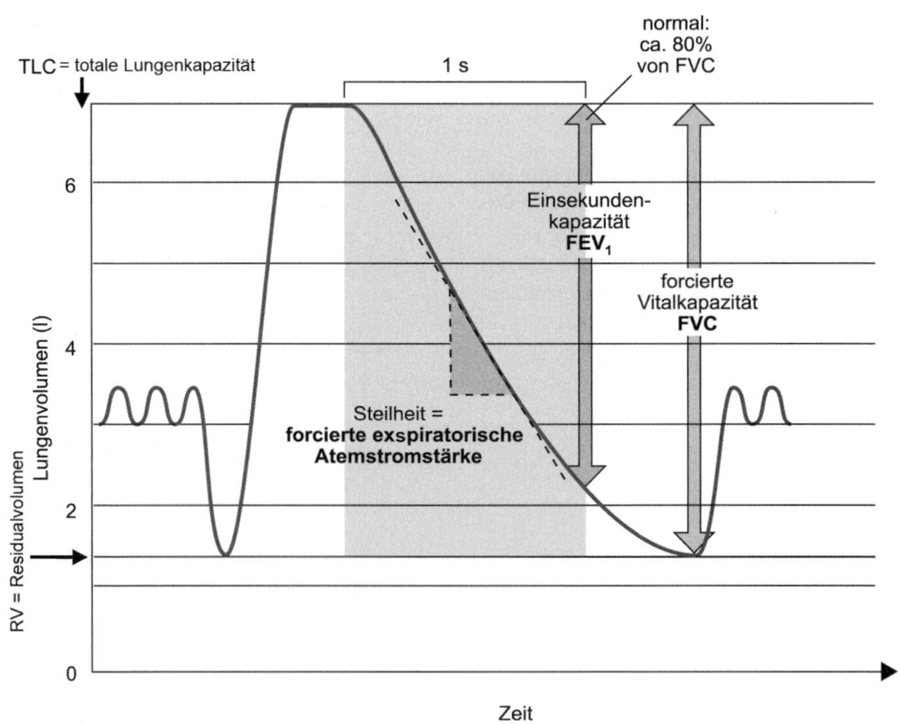

Abb. 10: Dynamische Atemgrößen

1.4.7 Lungenfunktionsstörungen

Lungenfunktionsstörungen können unterteilt werden in restriktive und obstruktive Lungenfunktionsstörungen:

Restriktive Lungenfunktionsstörungen liegen vor bei einer Einschränkung der Expansionsfähigkeit des Atemapparats, mit

- Verminderung der Vitalkapazität und totalen Lungenkapazität sowie
- Verminderung der Compliance des Atemapparats.

Die Ursachen hierfür sind Veränderungen des Lungenparenchyms wie bei der **Lungenfibrose**, Veränderungen der Pleura wie z.B. **Verwachsungen** oder Veränderungen der Beweglichkeit des Thorax wie bei einer **Skoliose**.

Obstruktive Lungenfunktionsstörungen liegen vor bei einer **Erhöhung des Atemwegswiderstands** durch

- Fremdkörper oder Sekret in den Atemwegen, z.B. bei **chronischer Bronchitis, Asthma** oder
- einengenden Druck von außen, z.B. bei einem **Ödem oder Tumor.**

MERKE:

- Die Einsekundenkapazität ist bei restriktiven Lungenfunktionsstörungen NICHT verändert.
- Vermehrte Aktivität exspiratorischer Atemmuskeln in körperlicher Ruhe und erhöhte Atemarbeit weisen auf eine obstruktive Ventilationsstörung hin.

Übrigens...

Beim **Asthma bronchiale** (= obstruktive Lungenfunktionsstörung) kommt es durch Wandverdickung der hypertrophierten Schleimdrüsen und übermäßiger Schleimproduktion, sowie Tonuserhöhung der Bronchialmuskulatur zu einer **Abnahme der Einsekundenkapazität (= FEV_1 erniedrigt)**. Der erhöhte Atemwegswiderstand kann mithilfe einer Messung im **Ganzkörperplethysmographen** bestimmt werden.

DAS BRINGT PUNKTE

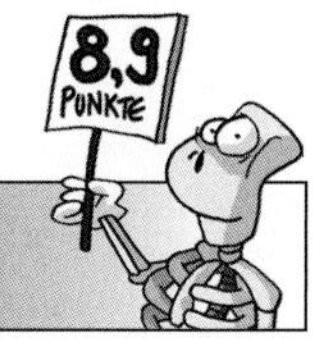

Aus dem Kapitel Elastizität der Lunge sollte sich gemerkt werden, dass

- Typ II Alveolarepithelzellen Surfactant bilden und sezernieren,
- Surfactant die Oberflächenspannung in den Alveolen vermindert und Atelektasen (= Lungenkollaps) verhindert,
- eine Verminderung von Surfactant zu einer Erhöhung der Retraktionskräfte der Lunge führt,
- es am Ende der Exspiration bei einem Mangel an Surfactant zu einem Kollaps der Alveolen mit Verkleinerung des gesamten Lungenvolumens kommen kann, wodurch der Druck im Pleuraspalt abnimmt.

Zur Compliance solltet ihr wissen, dass

- die Compliance der Anstieg der Kurve im Druck-Volumen-Diagramm ist,
- die Compliance/die Volumendehnbarkeit umso größer ist, je steiler die Kurve ist,
- sich die Compliance des Atemapparats aus dem Kehrwert der Compliance der Lunge und des Thorax addiert,
- die Kurve des Thorax steiler verläuft, als die Kurve des gesamten Atemapparats: also eine größere Compliance besitzt.

Zur Resistance, dem Atemwegswiderstand und den dynamischen Atemgrößen solltet ihr im Examen parat haben, dass

- die Resistance im Tiffeneau-Test durch Messung der Einsekundenkapazität bestimmt werden kann,
- die Formel der Resistance so lautet:
  $R_L = (P_A - P_{ao}) / \dot{V}$
- die peripheren Atemwege unter 2 mm Durchmesser nur einen Anteil von 20% am Gesamtatemwegswiderstand der Lunge haben,
- die FEV_1 das Volumen ist, das nach einer Sekunde ausgeatmet ist,
- die in der Abbildung 10 dargestellte FEV_1 etwa 3,2l also 80% beträgt, d.h. nach einer Sekunde 3,2l oder 80% der Vitalkapazität ausgeatmet sind (s. Abb. 11, S. 20):

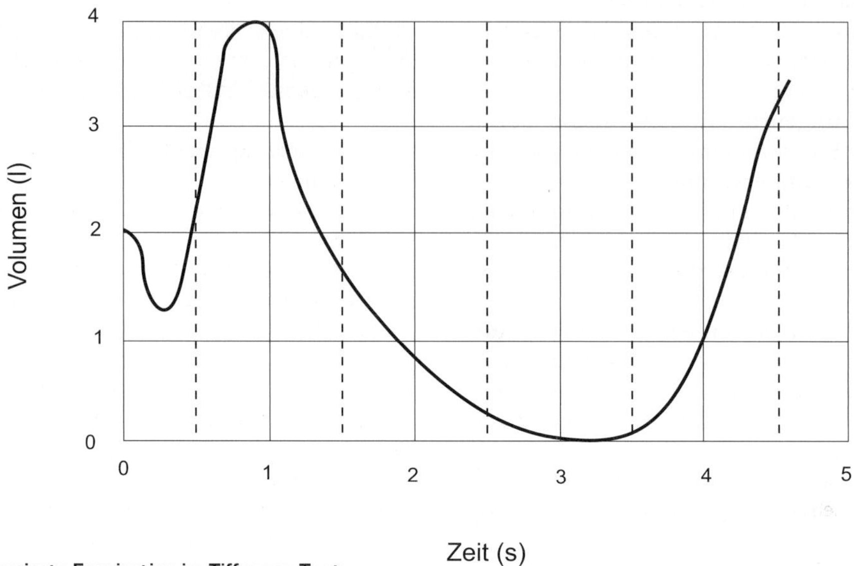

Abb. 11: forcierte Exspiration im Tiffeneau-Test

- $rFEV_1$ die relative Einsekundenkapazität ist und prozentual zum Gesamtvolumen gemessen wird,
- der Atemgrenzwert das Volumen ist, das in einer Minute maximal ein- oder ausgeatmet werden kann,
- die Erhöhung des Atemwegswiderstands zu einer Abnahme der Einsekundenkapazität führt.

Gern werden auch die Zusammenhänge zwischen Alveolardruck, Pleuradruck und Atemstromstärke gefragt:
- Während der Ruheatmung herrscht im Pleura-Spalt immer ein Unterdruck.
- Bei maximaler Exspirationslage mit offener Glottis ist die Differenz zwischen den Drücken im Alveolarraum und im Pleuraspalt am geringsten.
- Bei der forcierten Ausatmung steigt der Druck im Pleuraspalt und nimmt kurzfristig einen positiven Wert an, um dann wieder negativ zu werden.
- Bei langsamer Exspiration wird der Pleuradruck positiver und nähert sich dem Nullwert an, ohne ihn jedoch zu erreichen.

Zu den Lungenfunktionsstörungen solltet ihr euch behalten, dass...
- die vermehrte Aktivität der exspiratorischen Atemmuskeln in körperlicher Ruhe und eine erhöhte Atemarbeit auf eine obstruktive Ventilationsstörung hinweisen.

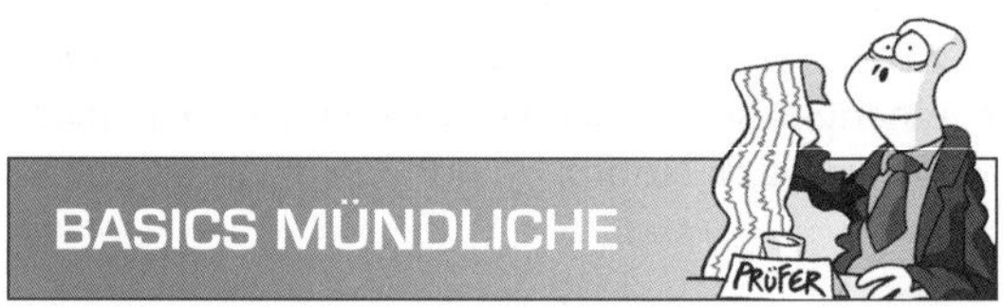

Warum ist das Surfactant so wichtig für die Lunge?
Es vermindert die Oberflächenspannung in den Alveolen, wodurch die Alveolen weniger stark kollabieren.

Wie funktioniert das Surfactant?
Beim Surfactant handelt es sich um ein Stoffgemisch, das zu 90 – 95% aus Phospholipiden - besonders aus Phosphatidylcholin (= Lecithin) - besteht. Das Surfactant kleidet wie Kleister die Alveolen aus. Kommt es zu einer Verkleinerung der Alveolen, so nähern sich die apolaren Anteile der Phosphatidylcholine sehr stark an und es steigen die Abstoßungskräfte zwischen ihnen. Die Vergrößerung der Abstoßungskräfte bei Verkleinerung der Alveolen bewirkt den Schutz vor dem Kollaps und stellt somit die Verminderung der Oberflächenspannung her.

Was sagt die Compliance aus?
Die Compliance ist die Volumendehnbarkeit. Sie besagt wie dehnbar ein System ist. Dem gegenüber steht die Elastance, die Steifigkeit. Je höher die Elastance, desto geringer die Compliance.

Beziehen Sie bitte die Compliance auf den Atemapparat des Menschen. Was können Sie dazu sagen?

Die Compliance des Atemapparats resultiert aus der Compliance des Thorax und der Lunge. Das System des Atemapparats kann man sich vorstellen als zwei ineinander geschachtelte Hohlkörper: Innen die Lunge und außen der Thorax. In diesem System ist die Lunge aufgespannt und der Thorax verkleinert. Beide Hohlkörper werden durch den Unterdruck im Pleuraspalt und die Adhäsionskräfte der Pleuraflüssigkeit zusammengehalten.

Je mehr Volumen in die Lunge aufgenommen wird, umso geringer wird die Compliance der Lunge. Die Compliance des Thorax bleibt fast unverändert hoch. Die Gesamtcompliance resultiert aus der Compliance der Lunge und des Thorax und nimmt deshalb ab. Bei geringen Lungenvolumina nimmt die Compliance der Lunge immer mehr zu und die des Thorax immer mehr ab. Auch hier nimmt die Compliance des Atemapparats ab.

Können Sie die Grundzüge des eben Gesagten noch einmal kurz skizzieren, um dann zu beschreiben, wo sich die Gleichgewichtslage des Thorax und der Lunge befinden?

Die Atemwegscompliance beschreibt eine S-Form. Die größte Compliance hat der Atemapparat am Ende einer normalen Ausatmung, also in der Atemruhelage.

Die Gleichgewichtslage beschreibt einen Zustand der völligen Entspannung. Der Innendruck und der Außendruck sind identisch. Vergleichbar einem entleerten Luftballon. Der Thorax erreicht diesen Zustand bei einem Lungenvolumen über der Atemruhelage, die Lunge weit unter dem Residualvolumen, wenn sie komplett kollabiert ist.

Zeigen Sie mir bitte diese Punkte.

Siehe dazu Abbildung 8, Seite 14. Ihr solltet dafür unbedingt die Achsenbeschriftung und den groben Kurvenverlauf wissen.

SO, JETZT ERST MAL TIIIEF DURCHATMEN UND IN DER PAUSE ENTSPANNEN...

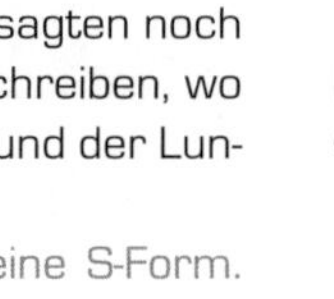

1.5 Lungenperfusion

Obwohl die Lungen mit dem kompletten Herzzeitvolumen durchblutet werden, ist der Druck in der Lungenstrombahn sehr viel niedriger, als der totale periphere Widerstand im Systemkreislauf. Wie lässt sich das erklären?

In der Lungenstrombahn wird der **Strömungswiderstand passiv** und **aktiv beeinflusst:**

- die **passive Herabsetzung** des Strömungswiderstands erfolgt durch
  - **Erweiterung** bereits durchströmter Gefäße oder
  - **passive Rekrutierung** neuer Gefäße.
- die **aktive Erhöhung** des Strömungswiderstands erfolgt durch die **hypoxische pulmonale Vasokonstriktion**, der Kontraktion kleiner Arterien (= Durchmesser von 200-400 µm) nach **Absenkung des alveolären P_{O_2}** unter 60 mmHg. Durch diesen als **Euler-Liljestrand-Effekt** bezeichneten Mechanismus wird die Durchblutung von schlecht belüfteten Lungenabschnitten reduziert.
- die **aktive Beeinflussung** des Strömungswiderstands erfolgt außerdem durch bestimmte Substanzen, wie **NO** (= Stickstoffmonoxid), einem **potenten Vasodilatator des Endothels.**

MERKE:

- Vor allem die passive Gefäßerweiterung und die Rekrutierung neuer Gefäße senken den pulmonalen Strömungswiderstand.
- Die hypoxische pulmonale Vasokonstriktion ist eine Besonderheit der Lungenstrombahn.

Neben den aktiven und passiven Möglichkeiten der Beeinflussung der Lungenperfusion, gibt es noch eine starke Abhängigkeit von der **Schwerkraft** und somit von der **Blutdrucksäule** in der Arteria pulmonalis. Bei einem aufrecht stehenden Menschen können in der Lunge grob **drei Zonen der Durchblutung** unterschieden werden:

1. In der **Lungenspitze** ist der Druck P_a in den Lungengefäßen kleiner, als der Druck P_A im Alveolarraum, wodurch die Kapillaren komprimiert werden und kein Blut mehr fließen kann: **Da $P_A >> P_a$, findet apikal eine sehr geringe Lungenperfusion statt.**
2. Im mittleren Bereich der Lunge steigt die Durchblutung zunehmend an und
3. an der **Lungenbasis** ist der Druck in den Lungengefäßen viel größer, als der Druck im Aveolarraum und es gilt: **$P_a >> P_A$ und somit basal eine sehr starke Lungenperfusion.**

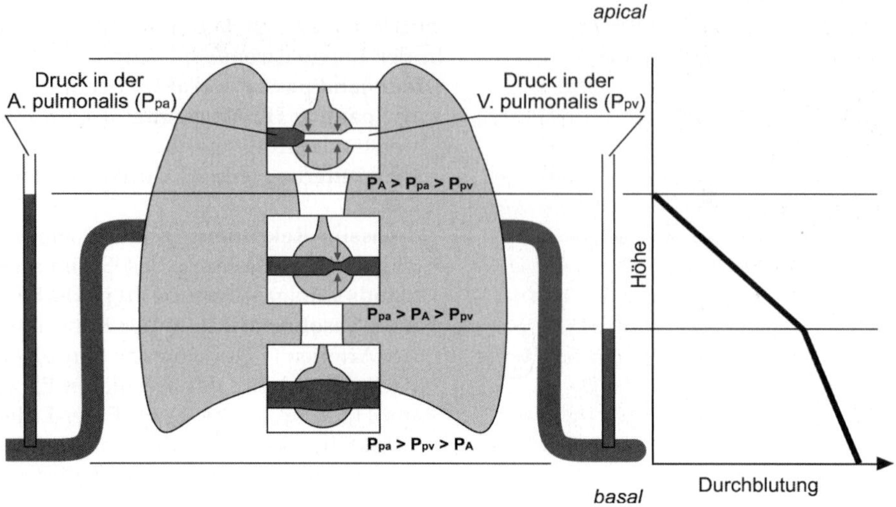

Abb. 12: Lungenperfusion

MERKE:
Durch die Schwerkraft ist der Blutdruck apikal geringer, als basal. Daher nimmt die Lungenperfusion zur Lungenbasis hin zu.

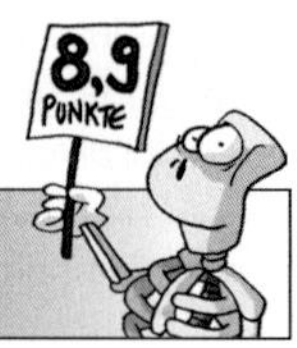

DAS BRINGT PUNKTE

Zur Lungenperfusion sollte sich gemerkt werden, dass
- es bei Hypoventilation zu einer hypoxisch pulmonalen Vasokonstriktion kommt,
- die pulmonale hypoxische Vasokonstriktion eine Besonderheit der Lunge ist,
- zur Lungenbasis hin die Lungenperfusion zunimmt,
- die hypoxische pulmonale Vasokonstriktion zu einer Erhöhung des pulmonalen vaskulären Widerstands führt.

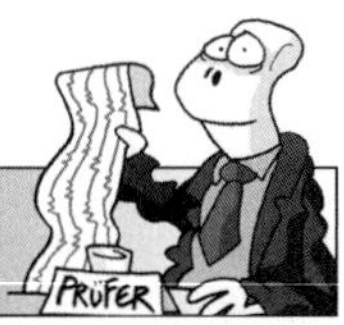

BASICS MÜNDLICHE

Ist die Durchblutung der Lunge an allen Stellen gleich? Was wissen Sie darüber?

Nein! Durch die Schwerkraft, die auf die Blutdrucksäule der A. pulmonalis drückt, können in der Lunge unterschiedliche Bereiche der Durchblutung unterschieden werden. Bei einem stehenden Menschen befindet sich die erste von drei Zonen ganz oben an der Lungenspitze. Hier ist der Druck im Alveolarraum größer als der in den Lungenkapillaren. Dadurch werden diese Gefäße komprimiert und der obere Teil der Lunge nur sehr gering perfundiert. Im mittleren Drittel steigt der Druck in der A. pulmonalis an, wodurch die Perfusion zunimmt. Im unteren Drittel der Lunge ist der Druck in der A. pulmonalis größer, als im Alveolarraum. Daher wird die Lungenbasis gut perfundiert.

Kann die Durchblutung der Lunge durch körpereigene Faktoren reguliert werden?

Ja, und zwar sowohl aktiv als auch passiv:
- Aktiv durch die für die Lunge charakteristische pulmonale hypoxische Vasokonstriktion, die als Euler-Liljestrand-Effekt bezeichnet wird und Folgendes bedeutet: Wird ein Bereich der Lunge schlechter perfundiert, so kontrahieren sich dort die kleinen Arterien mit einem Durchmesser von 200-400 µm und die Durchblutung nimmt ab.

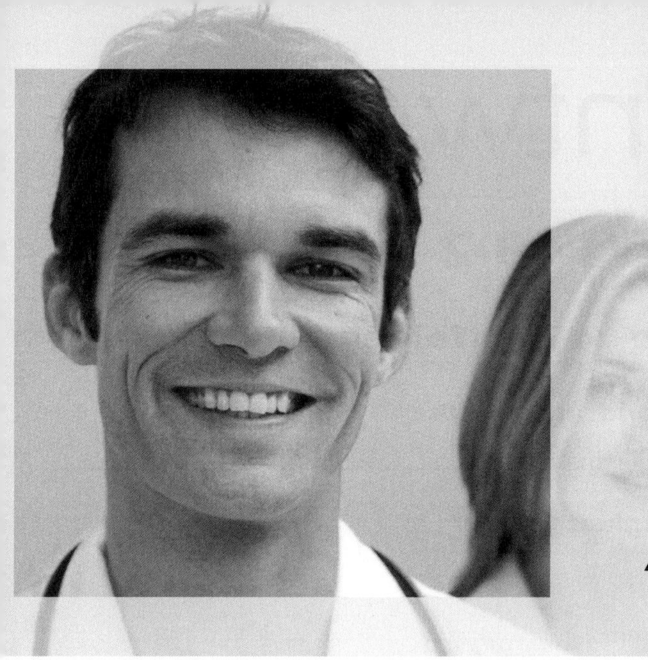

Damit Medizinstudenten eine sichere Zukunft haben

Kompetente Beratung von Anfang an

Bereits während Ihres Studiums begleiten wir Sie und helfen Ihnen, die Weichen für Ihre Zukunft richtig zu stellen. Unsere Services, Beratung und Produktlösungen sind speziell auf Ihre Belange als künftige(r) Ärztin/Arzt ausgerichtet:

- PJ-Infotreff
- Bewerber-Workshop
- Versicherungsschutz bei Ausbildung im Ausland
- Karriereplanung
- Finanzplanung für Heilberufe – zertifiziert durch den Hartmannbund

Zudem bieten wir Mitgliedern von Hartmannbund, Marburger Bund, Deutschem Hausärzteverband und Freiem Verband Deutscher Zahnärzte zahlreiche Sonderkonditionen.

Interessiert? Dann informieren Sie sich jetzt!
Bitte nutzen Sie unsere VIP-Faxantwort auf der Rückseite dieser Anzeige.

Deutsche Ärzte Finanz
Beratungs- und Vermittlungs-AG
Colonia Allee 10–20 · 51067 Köln
Telefon: 02 21/1 48-3 23 23
Telefax: 02 21/1 48-2 14 42
E-Mail: service@aerzte-finanz.de
www.aerzte-finanz.de

DEUTSCHE ÄRZTE FINANZ

VIP-Faxantwort

Fax-Hotline: 02 21/1 48-2 14 42

Informieren Sie mich bitte zu den folgenden Themen:

☐ **Versicherungsschutz für Auslandsaufenthalte**

☐ Länderinformationen für Auslandsaufenthalte. Land: ____________________

☐ **Absicherung bei Berufsunfähigkeit**

☐ **Haftpflichtversicherung**

☐ Vorklinik ☐ Klinik ☐ Famulatur

☐ **Seminarangebote rund um Prüfungsvorbereitung, Bewerbung und Karriere**

☐ **Sonstiges:** ____________________

Name/Vorname | Straße/Ort

Telefon | Fax

E-Mail | Universität | Semester

Ich wünsche eine persönliche Beratung. Bitte melden Sie sich zwecks Terminvereinbarung am günstigsten in der Zeit von ________ Uhr bis ________ Uhr unter der vorgenannten Rufnummer.

Datum | Unterschrift

Deutsche Ärzte Finanz
Beratungs- und Vermittlungs-AG
Colonia Allee 10–20 · 51067 Köln
Telefon: 02 21/1 48-3 23 23
Telefax: 02 21/1 48-2 14 42
E-Mail: service@aerzte-finanz.de
www.aerzte-finanz.de

DEUTSCHE ÄRZTE FINANZ

- Aktiv ebenfalls durch den potenten Vasodilatator des Endothels – das NO.
- Passiv erfolgt eine Herabsetzung des Strömungswiderstands durch Erweiterung bereits durchströmter Gefäße und die Rekrutierung neuer, noch nicht perfundierter Gefäße.

Aber warum sollte so ein Effekt wie der Euler-Liljestrand-Effekt Sinn machen?
Solch ein Effekt macht Sinn, weil durch seine Wirkung nur Lungenbereiche perfundiert werden, die auch ventiliert werden. Damit fördert der Euler-Liljestrand-Effekt die Anreicherung des Bluts mit Sauerstoff.

1.6 Ventilation und Gasaustausch in der Lunge

Nachdem ihr gerade die Unterschiede der Durchblutung in der Lunge kennen gelernt und erfahren habt, dass nicht alle Bereiche der Lunge gleichmäßig durchblutet sind, werden in diesem Kapitel die Besonderheiten der Ventilation der Lunge erläutert:

- wie viel O_2 aufgenommen und wie viel CO_2 abgegeben werden kann,
- was der respiratorische Quotient aussagt,
- wie der Totraum und die Atemfrequenz die alveoläre Ventilation beeinflussen und
- wie Ventilation und Perfusion der Lunge miteinander zusammenhängen.

1.6.1 O_2-Aufnahme und CO_2-Abgabe

Als Normalwerte für einen lungengesunden jungen Menschen gelten in körperlicher Ruhe:

- **O_2-Aufnahme** etwa 310 ml/min,
- **CO_2-Abgabe** etwa 260 ml/min,

Diese Werte beziehen sich auf ein Atemzeitvolumen von 8000 ml/min, wobei etwa 5600 ml/min den Alveolarraum erreichen (s. 1.6.3).

MERKE:
Die Werte der O_2-Aufnahme und CO_2-Abgabe beziehen sich auf körperliche Ruhe.

Bei einem untrainierten Mann kann z.B. die **maximale Sauerstoffaufnahme** auf 3000 ml/min gesteigert werden. Dies entspricht einer Verzehnfachung der Sauerstoffaufnahme unter Ruhebedingungen und ist vergleichbar mit der Steigerungsmöglichkeit des Atemminutenvolumens eines untrainierten Mannes.

Übrigens...
Das Herzzeitvolumen (= HZV) ist der begrenzende Faktor für die maximale O_2-Aufnahme. Umgekehrt kann aber auch aus der Sauerstoffaufnahme (= $\dot{V}_{O_2}$) und der arteriellen und venösen Sauerstoffkonzentration (= C_{aO_2} und C_{aO_2}) das **Herzzeitvolumen nach dem Fick-Prinzip** errechnet werden:
HZV = $\dot{V}_{O_2} / C_{aO_2} - C_{aO_2}$

1.6.2 Respiratorischer Quotient

Der respiratorische Quotient bezeichnet die Beziehung von CO_2-Abgabe zu O_2-Aufnahme:
$RQ = \dot{V}_{CO_2} / \dot{V}_{O_2}$

Daneben kann der respiratorische Quotient auch aus den Blutwerten errechnet werden:
$RQ = C_{vCO_2} - C_{aCO_2} / C_{aO_2} - C_{vO_2}$
Hierbei ist C_v die Konzentration von CO_2 oder O_2 im gemischt-venösen und C_a die Konzentration im arteriellen Blut. Die Beziehungen des respiratorischen Quotienten gelten nur dann, wenn der Körper sich im steady state (= Fließgleichgewicht) befindet.

MERKE:

- Der RQ beträgt normalerweise 0,84.
- Im **steady state** sind Sauerstoffverbrauch und Kohlendioxidproduktion des Stoffwechsels gleich der Sauerstoffaufnahme und Kohlendioxidabgabe über die Lunge.
- Um den Sauerstoffverbrauch im steady state auszurechnen, werden der Anteil von Sauerstoff in der Inspirationsluft (= F_{IO_2}), der in der Exspirationsluft (= F_{EO_2}) und das AZV benötigt.

Übrigens...
Gerade bei **körperlicher Arbeit** steigt der Sauerstoffverbrauch durch den Stoffwechsel prozentual stärker an, als das Herzzeitvolumen und die Sauerstoffaufnahme: Es entsteht Laktat. In dieser Situation kann es daher zu einer nicht-respiratorischen (= metabolischen) Azidose kommen (s. Kap. 2, S. 44).

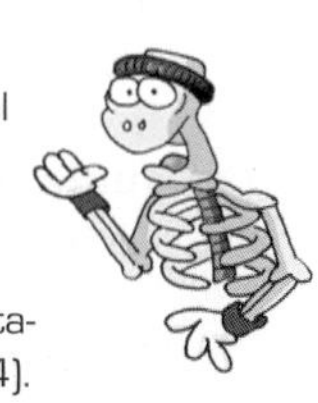

1.6.3 Alveoläre Ventilation und Totraum

Pro normalem Atemzug (= 500 ml) erreichen etwa 350 ml Frischluft den Alveolarraum und mischen sich mit dem Gas der funktionellen Residualkapazität von etwa 3000 ml (s. Kap. 1.3, S. 4).

MERKE:
In Ruhe wird pro Atemzug weniger als ein Zehntel des Gasvolumens in der Lunge ausgetauscht.

Bei normaler Atmung und normalem Stoffwechsel unterliegt die Zusammensetzung der Alveolarluft nur geringen Schwankungen. Hier noch einmal zur Wiederholung die Zusammensetzungen von Frischluft, Alveolarluft und Exspirationsluft:

$$V_D = \frac{V_T\,(F_{ACO_2} - F_{ECO_2})}{F_{ACO_2}}$$

V_D = Totraumvolumen, V_T = Atemzugvolumen, F_{ACO_2} = alveoläre CO_2-Fraktion bestimmt aus einer endexspiratorischen Gasprobe, F_{ECO_2} = CO_2-Fraktion in der gemischten Exspirationsluft.

	Frischluft	Alveolarluft	gemischte Exspirationsluft
O_2 (Vol%) **P_{O_2}**	20,9% **150 mmHg (= 20 kPa)**	13,3% **100 mmHg (= 13,3 kPa)**	~ 15%
CO_2 (Vol%) **P_{CO_2}**	0,03% 0,2 mmHg (= 0,03 kPa)	5,3% **40 mmHg (= 5,3 kPa)**	~ 4%
N_2 (Vol%) **P_{N_2}**	79,1% 550 mmHg (= 74,1 kPa)	79,1% 550 mmHg (= 74,1 kPa)	79,1%
H_2O (Vol%) **P_{H_2O} unter BTPS** **unter ATPS** (hier 20°C) **unter STPD**	1-2 % 47 mmHg = **6,3 kPa** 18 mmHg = 2,3 kPa 0 mmHg = 0 kPa	6-7 %	

Tabelle 3: Prozentuale Zusammensetzung und Partialdrücke der Atemgase

Doch was genau ist eigentlich das Totraumvolumen ?

MERKE:
Das Totraumvolumen ist der Anteil des Atemwegvolumens, der nicht am Gasaustausch beteiligt ist; also so etwas wie ein - bezüglich des Gasaustauschs – nutzloser und daher toter Raum.

Es kann aufgeteilt werden in einen

- **anatomischen Totraum,** der die Atemwege bis zu den Bronchioli respiratorii umfasst und in einen
- **funktionellen Totraum**, der die belüfteten aber nicht durchbluteten Alveolen umfasst.

Übrigens...
Der funktionelle Totraum spielt nur bei Erkrankungen wie z.B. dem embolischen Verschluss einer Pulmonalarterie eine Rolle.

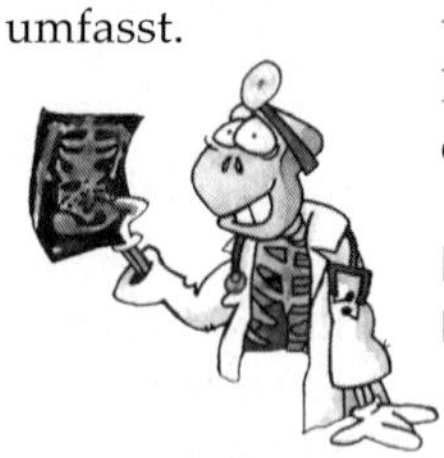

Berechnen lässt sich das Totraumvolumen mit der im Schriftlichen gern gefragten **Bohr-Totraumformel:**

Die **alveoläre CO_2-Fraktion** lässt sich aus einer Gasprobe am Ende einer Exspiration bestimmen. Aber wieso ist das möglich? In Abbildung 13, S. 27 ist der Atemapparat des Menschen schematisch dargestellt. Bei der Einatmung verteilt sich die frische Atemluft (V_T) entlang der luftleitenden Strukturen (= Totraum) bis zum Alveolarraum. Die Frischluft aus dem Totraum (V_D) wird unverändert in ihrer Zusammensetzung wieder ausgeatmet. Anschließend folgt die Luft aus dem Alveolarraum (V_A), die in ihrem Sauerstoffgehalt vermindert und im Kohlendioxidgehalt erhöht ist. Wird somit am Ende einer Exspiration eine Gasprobe genommen, so enthält diese reine Alveolarluft. Wird dagegen die gesamte Ausatemluft aufgefangen, so enthält diese ein gemischtexspiratorisches Gas.

MERKE:
Nur die Frischluft, die den Alveolarraum erreicht, nimmt am Gasaustausch teil.

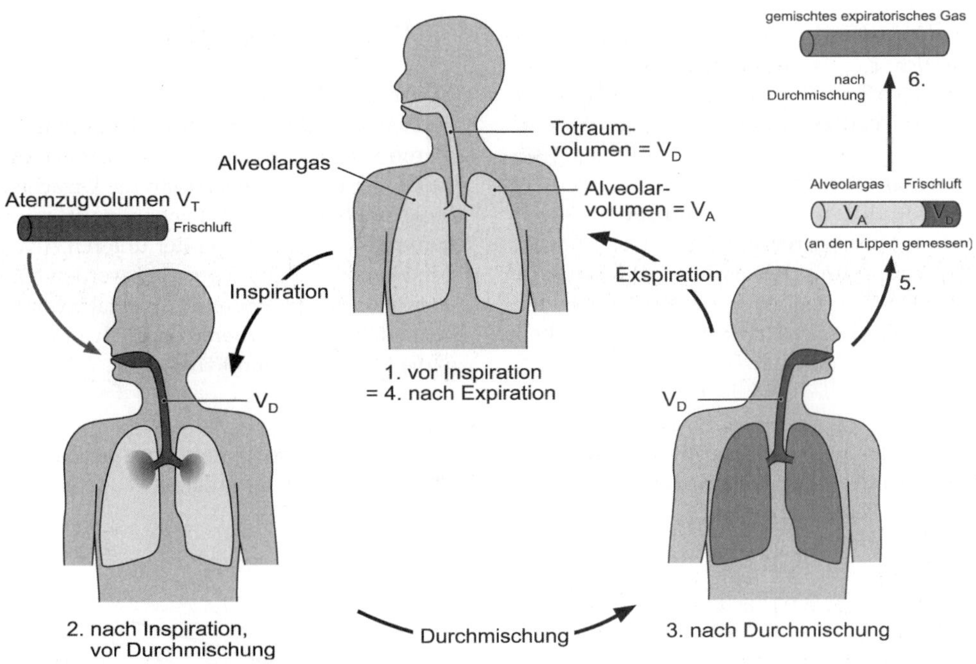

Abb. 13: Totraum

Im schriftlichen Physikum werden oft Aufgaben gestellt, in denen die alveoläre Ventilation errechnet werden soll.

MERKE:

- Die alveoläre Ventilation errechnet sich aus dem Atemzugvolumen abzüglich des Volumens aus dem Totraum.
- Der Totraum (= V_D) kann mit etwa 150 ml oder 2ml pro kg KG angenommen werden.

Beispiel:
Das Atemzugvolumen (= AZV) beträgt 300 ml und die Atemfrequenz 30/min. Wie groß ist dann die alveoläre Ventilation?
Alveoläre Ventilation =
300 ml AZV - 150 ml VD • 30/min = 4500 ml/min.
Die alveoläre Ventilation unter den oben aufgeführten Bedingungen beträgt also etwa 4,5l pro Minute.

1.6.4 Hyper-, Hypoventilation und Stoffwechsel

Eine Veränderung der Atemfrequenz hat einen großen Einfluss auf die Totraumventilation, die alveoläre Ventilation und die alveolären Partialdrücke der Atemgase. In Abbildung 14, Seite 28, sind die hyperbolen Zusammenhänge dargestellt. Für eine **konstante Stoffwechsellage** gilt: Ausgehend von den Ruhewerten (P_{O_2} = 13,3 und P_{CO_2} = 5,3 kPa) bei **Verdopplung der alveolären Ventilation** (= von 5,6 auf 11,2 l/min) sinkt der alveoläre **P_{CO_2} auf die Hälfte** (Punkt 1 zu 4 in Abb. 14) und der alveoläre P_{O_2} halbiert seinen Abstand zum P_{O_2} der Einatemluft (Punkt **1a** zu **4a** in Abb. 14).

MERKE:

- Bei steigender alveolärer Ventilation fällt der alveoläre CO_2-Partialdruck unter den Normalwert von P_{CO_2} = 5,3 kPa und der O_2-Partialdruck steigt an. Dies wird als Hyperventilation bezeichnet.
- Bei sinkender alveolärer Ventilation steigt der alveoläre CO_2-Partialdruck über den Normalwert von P_{CO_2} = 5,3 kPa und der O_2-Partialdruck sinkt ab. Dies wird als Hypoventilation bezeichnet.

Vorsicht ist geboten, bei den Fragen im Physikum, in denen eine Veränderung der alveolären Ventilation mit einer Veränderung des Stoffwechsels kombiniert ist. Bitte hier nicht verwirren lassen:

- Bei einer **Verdopplung** der **CO_2-Produktion** (= gestrichelte Kurve) durch eine Stoffwechselerhöhung ohne einsetzende Atmungsregulation - ohne veränderte alveoläre Ventilation - ist auch der **P_{CO_2} verdoppelt** (von Punkt **1** = 5,3 auf **2** = 10,6 kPa auf der gestrichelten Kurve in Abb. 14).

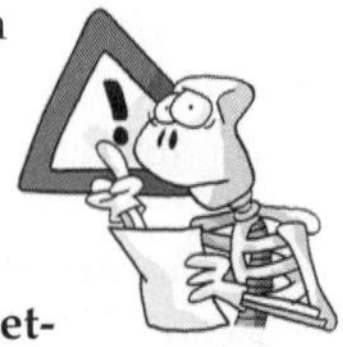

- Bei einer **Verdopplung** der **CO_2-Produktion** und einer **einsetzenden Atmungsregulation** mit einer **Verdopplung der alveolären Ventilation** bleibt der **P_{CO_2} jedoch weitgehend konstant bei 5,3 kPa** (Punkt **1** zu **3** auf der gestrichelte Kurve in Abb. 14).

MERKE:
Bei einer Verdopplung der alveolären Ventilation und CO_2-Produktion ausgehend vom Ruhewert bleibt der P_{CO_2} konstant bei 5,3 kPa.

1.6.5 Zusammenhang zwischen Ventilation und Perfusion

Neben den Perfusionsunterschieden (s. 1.5, S. 21), können auch **Unterschiede in der regionalen alveolären Ventilation der Lunge** beschrieben werden. Auch hier ist die **Schwerkraft** die Ursache: Da die Lungenalveolen alle miteinander verknüpft sind, kommt es zu einem Zug der unteren Alveolen an den oberen. Durch diesen Zug werden die Alveolarwände in den oberen Lungenabschnitten stärker gedehnt und verlieren dadurch an Compliance (= die Elastance nimmt zu; s. 1.4.3, S. 10).

MERKE:
Die oberen Abschnitte der Lunge werden schwächer ventiliert, als die unteren.

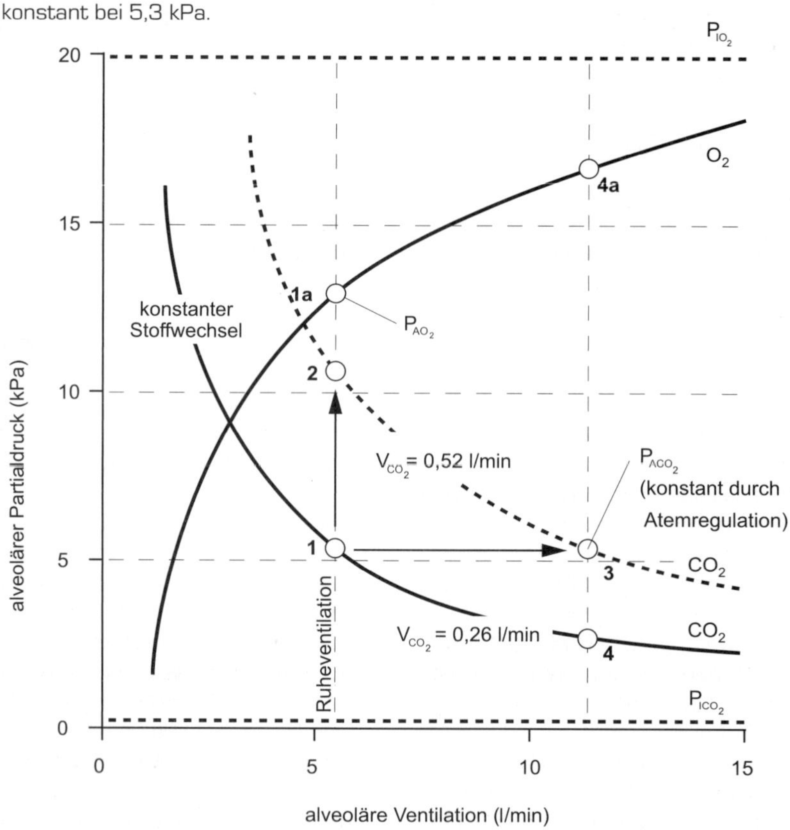

P_{IO_2} = Sauerstoffpartialdruck der Inspirationsluft
P_{ICO_2} = Kohlendioxidpartialdruck der Inspirationsluft
V_{CO_2} = alveoläre Ventilation für Kohlendioxid
P_{ACO_2} = alveolärer Partialdruck Kohlendioxid
P_{AO_2} = alveolärer Partialdruck Sauerstoff

Abb. 14: Zusammenhang alveoläre Ventilation und Partialdrücke

Der Ventilationsunterschied ist jedoch schwächer ausgeprägt, als der Perfusionsunterschied. Diese Unterschiede lassen sich im - gerne schriftlich abgefragten - **Verhältnis von alveolärer Ventilation (= $\dot{V}_a$) zur Perfusion (= $\dot{Q}$)** darstellen:

$\dot{V}_a / \dot{Q}$

- in den oberen Lungenabschnitten ist das $\dot{V}_a / \dot{Q}$ höher. Sie sind somit besser belüftet als perfundiert,
- in den unteren Lungenabschnitten ist das $\dot{V}_a / \dot{Q}$ niedriger. Sie sind somit stärker perfundiert als belüftet.

Unter 1.5, auf Seite 21, wurde die für die Lunge spezifische **pulmonale hypoxische Vasokonstriktion** (= Euler-Liljestrand-Effekt) ja schon besprochen. Durch diesen Effekt wird die Perfusion von hypoventilierten Lungenabschnitten gedrosselt und dadurch die Unterschiede im **$\dot{V}_a/\dot{Q}$ - Quotienten** der Lunge vermindert.

Übrigens...

Ein **$\dot{V}_a/\dot{Q}$ -Quotient von 0** kommt bei einem **Rechts-Links-Shunt** vor, bei dem Blut aus dem rechten - unter Umgehung der Lunge - direkt in den linken Teil des Herzens strömt. Ein **$\dot{V}_a/\dot{Q}$ -Quotient von** ∞ (= unendlich) liegt dagegen bei einem **alveolärem Totraum** vor, bei dem die Perfusion gegen null tendiert.

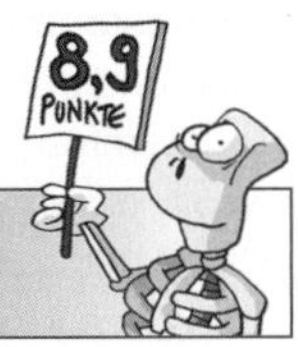

DAS BRINGT PUNKTE

Zur Sauerstoffaufnahme und Kohlendioxidabgabe solltet ihr euch merken, dass

- ein Erwachsener in Ruhe pro Minute etwa 300 ml Sauerstoff ins Blut aufnimmt,
- die maximale Sauerstoffaufnahme eines untrainierten Mannes auf 3000 ml/min ansteigen kann,
- das Herzzeitvolumen der begrenzende Faktor für die maximale O_2-Aufnahme ist,
- bei körperlicher Arbeit das Herzzeitvolumen geringer ansteigt, als der O_2-Verbrauch und
- das Atemzeitvolumen auf das 10-fache des Ruhewertes ansteigen kann.

Auch der respiratorische Quotient wird gern im schriftlichen Physikum gefragt. Dazu solltet ihr wissen, dass

- die Formel $RQ = (C_{vCO_2} - C_{aCO_2} / C_{aO_2} - C_{vO_2})$ lautet und
- der Sauerstoffverbrauch im steady state errechnet werden kann aus F_{IO_2}, F_{EO_2} und dem AZV.

Aus dem Kapitel alveoläre Ventilation und Totraum sollte sich gemerkt werden, dass

- das Totraumvolumen 2ml pro kg KG und etwa 150ml pro Atemzug beträgt,
- bei steigender Atemfrequenz und gleich bleibendem Atemzeitvolumen sich die Totraumventilation und der alveoläre CO_2-Partialdruck erhöhen,
- das Totraumvolumen mit der Totraumformel von Bohr errechnet werden kann: $VD=VT(F_{ACO_2}-F_{ECO_2})/F_{ACO_2}$,
- das Totraumvolumen rund 150 ml beträgt. Beispielrechnung: 300 ml AZV, 30/min AF, woraus sich eine alveoläre Ventilation von 150 ml • 30 = 4500 ml/min ergibt und
- bei steigender alveolärer Ventilation der alveoläre CO_2-Partialdruck entsprechend dieses Graphen abfällt:

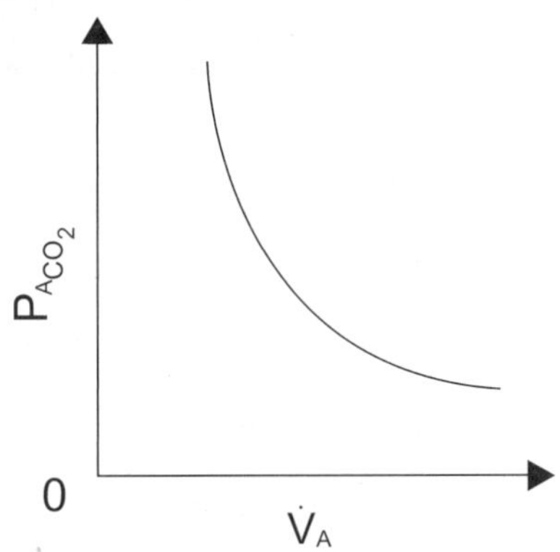

Abb. 15: Zusammenhang alveoläre Ventilation und alveolärer CO_2-Partialdruck

Zu den Themen Ventilation, Stoffwechsel und Perfusion solltet ihr wissen, dass

- bei einer Verdopplung der alveolären Ventilation und der CO_2-Produktion der Partialdruck von CO_2 konstant bleibt,
- bei zunehmender Atmung der alveoläre P_{CO_2} abnimmt, wenn die CO_2-Produktion unverändert bleibt,
- eine Hypoventilation unter Normalluftbedingungen vorliegt, wenn der arterielle CO_2-Partialdruck erhöht ist,

- es bei einer Hyperventilation zu einem Abfall des alveolären P_{CO_2} kommt.
- ein hohes Ventilations-Perfusions-Verhältnis zu einer Zunahme des alveolären Partialdrucks von Sauerstoff und einer Abnahme des Partialdrucks von Kohlendioxid führt und
- bei sehr starker körperlicher Arbeit es zu einer verstärkten Sauerstoffausschöpfung kommt, trotz verstärkter Ventilation (s. Abb. 16 mit $\dot{V}_A$ = alveoläre Ventilation und $\dot{V}_{O_2}$ = Sauerstoffverbrauch).

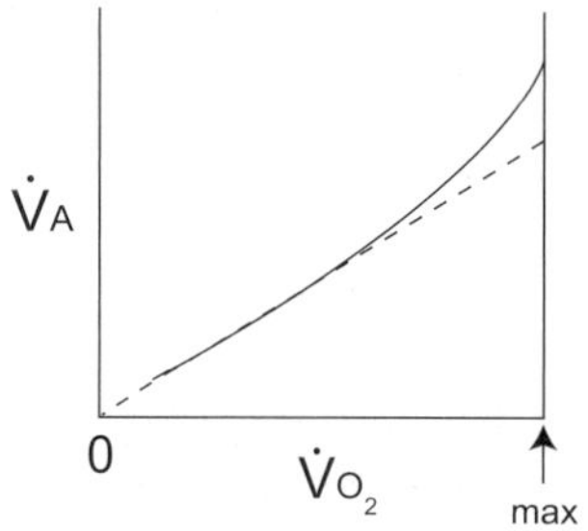

Abb. 16: Zusammenhang alveoläre Ventilation und Sauerstoffverbrauch bei sehr starker körperlicher Atmung

BASICS MÜNDLICHE

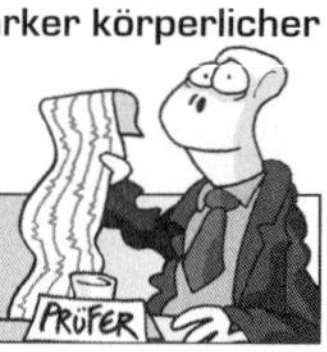

Was sagt der respiratorische Quotient aus?

Der RQ ist das Verhältnis von CO_2-Abgabe zu O_2-Aufnahme und sagt etwas über die Stoffwechselaktivität des Körpers aus. Als Grundvoraussetzung muss aber gefordert werden, dass der Körper sich im steady state – also in der Gleichgewichtslage - befindet.

Steady state? Was ist das denn genau?

Der steady state ist ein Zustand, bei dem einerseits der Sauerstoffverbrauch und die Kohlendioxidproduktion des Stoffwechsels und andererseits die Sauerstoffaufnahme und Kohlendioxidabgabe über die Lunge identisch sind. Nur wenn diese Forderung erfüllt ist, kann von den respiratorischen Parametern auf die Stoffwechselaktivität geschlossen werden.

Was wird unter dem Begriff Totraumvolumen in der Physiologie der Atmung verstanden?

Das Totraumvolumen ist ein Anteil des Atemwegvolumens, der nicht am Gasaustausch teilnimmt. Dabei handelt es sich um die luftleitenden Abschnitte der Atemwege und der Lunge sowie alveoläre Bereiche, die nicht am Gasaustausch teilnehmen z. B. bei einer Embolie der A. pulmonalis. Bei einem Erwachsenen kann das Totraumvolumen mit etwa 150 ml angegeben werden.

Welche Unterschiede zwischen dem Totraumvolumen und dem Residualvolumen kennen Sie?

Das Residualvolumen mit etwa 1500 ml ist ein Lungenvolumen, das nicht mobilisierbar ist, d.h. es kann nicht aktiv ausgeatmet werden. Das Residualvolumen nimmt - im Gegensatz zum Totraumvolumen - an der Diffusion der Atemgase teil.

Was versteht man unter alveolärer Ventilation?

Die alveoläre Ventilation ist der Volumenanteil des Atemzugvolumens, der den Alveolarraum erreicht, nachdem das Totraumvolumen abgezogen wurde. Die alveoläre Ventilation bestimmt den Gasaustausch.

Wie definieren Sie bitte die Begriffe Hyper- und Hypoventilation?

- Eine Hyperventilation liegt vor, wenn es durch einen Anstieg der alveolären Ventilation zu einem Abfall des CO_2-Partialdrucks unter den Normalwert von 5,3 kPa kommt.
- Eine Hypoventilation ist durch einen Anstieg des CO_2-Partialdrucks über 5,3 kPa definiert.

Wie bestimmt die Atemfrequenz die alveoläre Ventilation und somit die alveolären Partialdrücke?

Die Atemfrequenz hat einen großen Einfluss auf die alveoläre Ventilation und die Partialdrücke der Atemgase in der Lunge und dem Blut. Die Zusammenhänge lassen sich in hyperbolen Graphen darstellen: der CO_2-Partialdruck in den Alveolen halbiert sich, wenn es zu einer Verdopplung der Ventilation kommt. Vorausgesetzt der Stoffwechsel des Patienten bleibt konstant.

Welche Aussagen können Sie dem Ventilations-/Perfusionsverhältnis entnehmen?

Neben Perfusionsunterschieden treten auch Unterschiede bei der alveolären Ventilation auf: In den oberen Lungenabschnitten ist eine geringere Ventilation vorhanden, als in den unteren. Vergleicht man den Ventilations- und Perfusionsindex der oberen mit dem der unteren Lungenabschnitte, so gilt:

- obere Lungenabschnitte sind besser ventiliert als perfundiert – $\dot{V}_a/\dot{Q}$ ist hoch,
- untere Lungenabschnitte sind besser perfundiert als ventiliert – $\dot{V}_a/\dot{Q}$ ist niedriger.

1.7 Diffusion durch die Alveolarmembran

Die **Kontaktzeit** des Blutes in den Lungenkapillaren, in denen der Gasaustausch stattfinden kann beträgt etwa **0,5 sec.** In dieser Zeit muss der vollständige Ausgleich der Partialdrücke zwischen Blut und Alveole erfolgen. Um dies zu schaffen, sind sowohl große Austauschflächen als auch eine sehr geringe Diffusionsstrecke notwendig:

Die **Austauschfläche der Lunge** ist mit **50-100 m²** so groß wie ein halber Tennisplatz. Die **sehr geringe Diffusionsstrecke** wird durch die sehr dünne Alveolarmembran gewährleistet. Sie ist aufgebaut aus:

- dem Alveolarepithel,
- dem Interstitium und
- dem Kapillarendothel und

besitzt eine Dicke von zwischen **0,2 bis 1 µm**.

Übrigens...

Da die Atemgase während ihrer Diffusion nicht nur die Alveolarmembran, sondern auch eine kurze Blutstrecke, die Membran des Erythrozyten und ebenfalls noch im Erythrozyten einige Membranen überwinden müssen, wird diese Gesamtstrecke meist unter dem Begriff Alveolarmembran subsummiert.

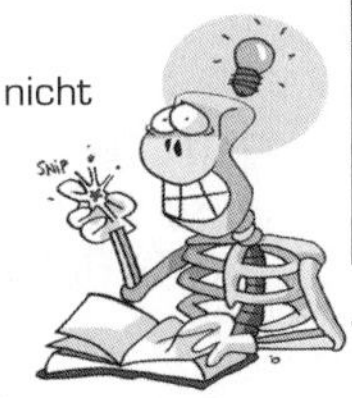

Damit die Atemgase durch die Alveolarmembran diffundieren können, sind Partialdruckunterschiede als treibende Kräfte notwendig.

MERKE:
Die treibende Diffusionskraft ist der Partialdruckunterschied zwischen dem Alveolarraum und dem venösen Blut der Lungenkapillaren.

Übrigens...

Bei Beatmung mit **reinem Sauerstoff** steigt der alveoläre P_{O_2} auf etwa 90 kPa (= 670mmHg), wodurch eine sehr hohe treibende Diffusionskraft erzeugt werden kann.

Hier ein kurzer Überblick über die Partialdrücke der Atemgase:

	Lungenarterie (= venöses Blut)	Alveole/Lungenvene (= arterielles Blut)
P_{O_2}	40 mmHg / 5,33 kPa	100 mmHg / 13,3 kPa
P_{CO_2}	46 mmHg / 6,13 kPa	40 mmHg / 5,3 kPa

Tabelle 4: Partialdrücke der Atemgase

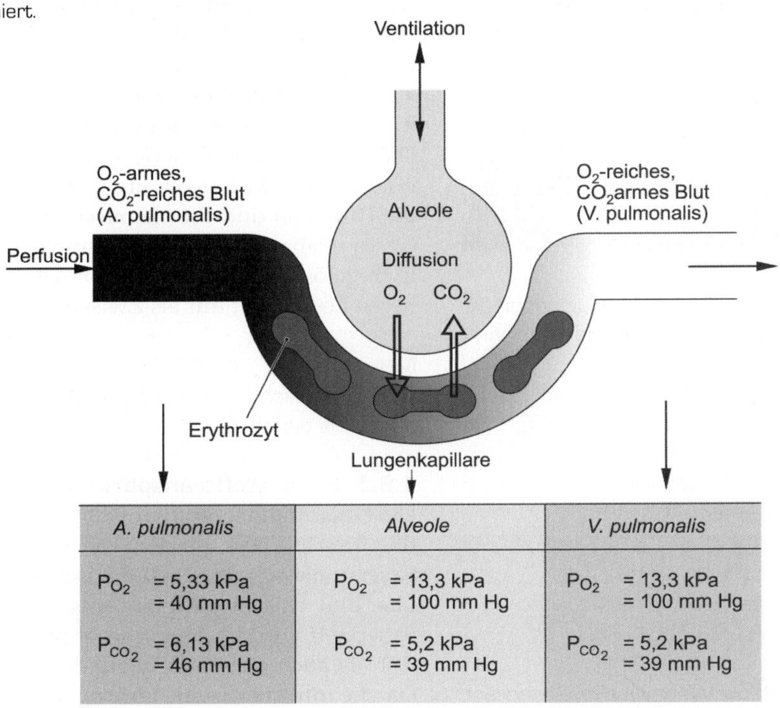

Abb. 17: Diffusion der Atemgase

Unter sonst gleichen Bedingungen verläuft die CO_2-Diffusion rund 20mal schneller als die von O_2. Deshalb werden für die CO_2-Diffusion auch geringere Partialdruckunterschiede zwischen Alveole und Blut benötigt.
Erklären lässt sich dies mit dem 20fach höheren **Krough-Diffusionskoeffizienten** von CO_2 im **Fick-Diffusionsgesetz:**

$$M = D \bullet \frac{F}{d} \bullet \Delta C$$

M = Diffusionsstrom
D = Krough-Diffusionskoeffizient
F = Austauschfläche
d = Schichtdicke
ΔC = Konzentrationsdifferenz

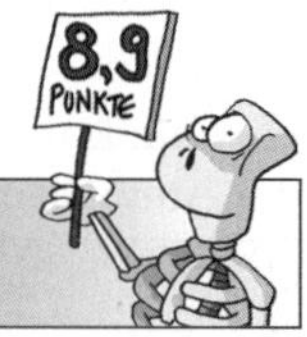
8,9
PUNKTE

DAS BRINGT PUNKTE

Die Normalwerte der Partialdrücke der Atemgase wurden bislang in jedem Physikum gefragt. Es lohnt sich daher diese Werte auswendig zu lernen. Aus dem Themenkomplex der Diffusion der Atemgase sollte sich außerdem unbedingt gemerkt werden, dass

- in körperlicher Ruhe der O_2-Partialdruck im Blut der A. pulmonalis ungefähr 5,33 kPa (= 40 mmHg) beträgt,
- bei Beatmung mit reinem Sauerstoff der alveoläre Partialdruck auf etwa 90 kPa (670 mmHg) ansteigt.

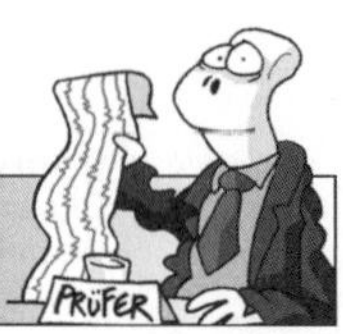
PRÜFER

BASICS MÜNDLICHE

Durch welche physikalischen Vorgänge gelangen die Atemgase aus dem Alveolarraum in die Blutbahn? Was wissen Sie darüber?
Durch die Diffusion können die Atemgase die Alveolarmembran überwinden. Der Antrieb für die Diffusion ist der Partialdruckunterschied zwischen Alveolarraum und dem venösen Blut der Lungenkapillaren.

- Im venösen Blut beträgt der P_{CO_2} 6,13 kPa und der P_{O_2} 5,33 kPa.
- Im Alveolarraum ist die Zusammensetzung ein P_{CO_2} von 5,3 kPa und ein P_{O_2} von 13,3 kPa.

Sehr gut, dass Sie sich die Werte in kPa eingeprägt haben!

Warum ist der Partialdruckunterschied von 0,83 kPa für die vollständige Diffusion von CO_2 ausreichend?
Kohlendioxid besitzt ein etwa 20-fach höheres Diffusionsvermögen als Sauerstoff, weshalb dieser Partialdruckunterschied ausreichend ist. Dies liegt am 20-fach höheren Krough-Diffusionskoeffizienten im Fick-Diffusionsgesetz.

Krough-Diffusionskoeffizient und Fick-Diffusionsgesetz? Bitte erläutern Sie mir was man darunter versteht.
Das Fick-Diffusionsgesetz stellt eine Beziehung her zwischen der Austauschfläche, der Diffusionsstrecke und der Konzentrationsdifferenz. Es besagt, je größer die Fläche, je dünner die Membran, je größer der Krough-Diffusionskoeffizient und je größer der Konzentrationsunterschied sind, desto mehr Gas wird diffundieren. Die gasspezifischen Eigenschaften werden durch den Krough-Diffusionskoeffizienten in dieser Gleichung mit eingebracht.

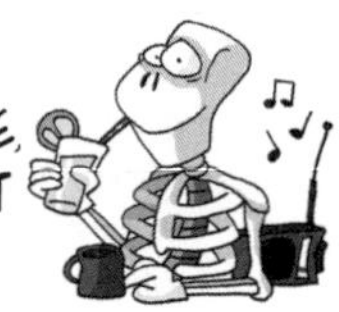
ZEIT ZUM AUSTAUSCH EURER ATEMGASE,
ALSO ÖFFNET DAS FENSTER UND LASST
SIE DIFFUNDIEREN - KURZE LERNPAUSE...

1.8 Atemgastransport im Blut

Zwei Prinzipien des Atemgastransports können unterschieden werden:

- die **physikalische Lösung** und
- die **chemische Bindung** von Gasen.

Die physikalische Lösung der Atemgase ist die unerlässliche Voraussetzung für den Austausch, die Diffusion und die chemische Bindung eines Gases. Daher muss jedes Gasmolekül physikalisch gelöst werden, auch wenn es die physikalische Löslichkeit nur als Zwischenlösung nutzt.

MERKE:
Die physikalische Löslichkeit von CO_2 ist 20-mal höher, als die von O_2.

1.8.1 Sauerstofftransport im Blut

Die **Gesamtkonzentration** von Sauerstoff, die im Blut transportiert werden kann, entspricht der Sauerstoffkonzentration der Frischluft: 200 ml pro Liter Blut, was **20 ml/dl** Blut entspricht.
Sauerstoff wird im Blut sowohl physikalisch gelöst als auch chemisch gebunden transportiert. Da die **physikalische Lösung** im Blut jedoch sehr gering ist und nur etwa 1/40 der Gasmenge

beträgt, müssen die restlichen Anteile des Sauerstoffs chemisch gebunden sein.

MERKE:

- Bei schwerer körperlicher Arbeit erreicht die arterio-venöse Sauerstoffdifferenz Werte von ungefähr 120-160 ml O_2/l Blut, d.h. es wird fast der gesamte O_2 aufgenommen.
- Die Sauerstoffkapazität ist der Maximalwert des chemisch gebundenen Sauerstoffs im Blut.

2,3-Bisphosphoglycerat schwächer bindet und aus **zwei α- und zwei γ-Globinuntereinheiten** besteht.

Alle Häm-Moleküle besitzen ein zentrales zweiwertiges Eisen-Ion (= Fe^{2+}), an das sich der Sauerstoff anlagern kann. So entsteht aus Hämoglobin das Oxyhämoglobin HbO_2.

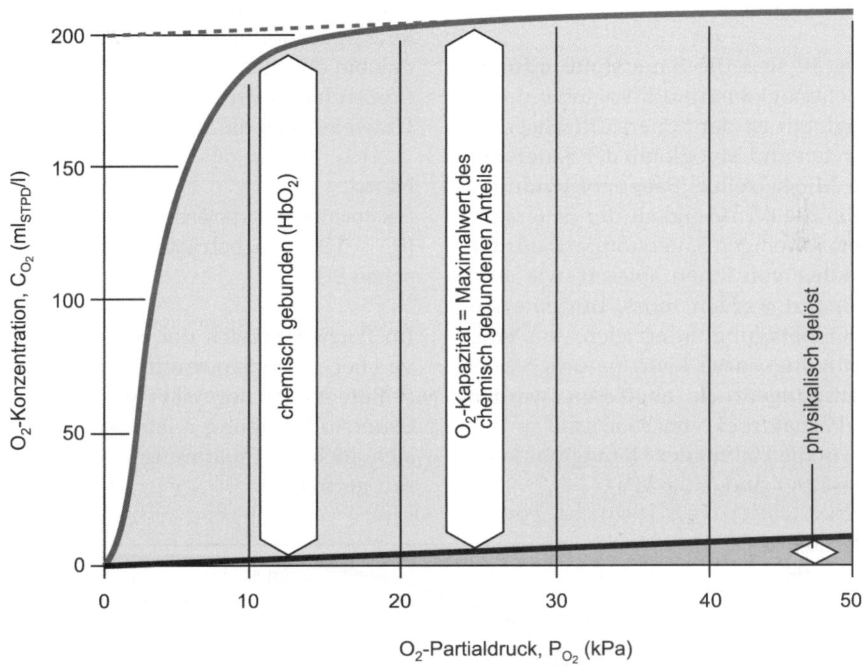

Abb. 18: Sauerstoffkapazität

Für die **chemische Bindung** von Sauerstoff im Blut steht das in den Erythrozyten vorkommende **Hämoglobin** bereit. Das tetramere Hämoglobin besteht aus **4 Häm-Molekülen** und dem Globin, das aus **vier** Proteinketten aufgebaut ist. Beim Menschen werden drei Globinarten unterschieden:

- **HbA_1** kommt bei Erwachsenen zu **98%** vor und besteht aus **zwei α- und zwei β-Globinuntereinheiten,**
- **HbA_2** kommt bei Erwachsenen zu **2%** vor und besteht aus **zwei α- und zwei δ-Globinuntereinheiten** und
- **HbF** ist das **fetale Hämoglobin,** das eine **höhere Sauerstoffbindungsaffinität** besitzt,

MERKE:

Die Sauerstoffbindung am Hämoglobin erfolgt als Oxygenierung an das Fe^{2+}-Ion, NICHT als Oxidation.

Übrigens...

- Oxygeniertes HbO_2 sieht hellrot aus, desoxygeniertes Hb bläulich-dunkelrot. Steigt die Konzentration von desoxygenierten Hb auf über 50 g/l (= 5 g/dl) an, so färben sich daher die Haut und die Schleimhäute blau, was in der Klinik als **Zyanose** bezeichnet wird.
- Und noch eine Zahl - aber nur für die mündliche Prüfung. Mit der **Hüfner-Zahl** von ca. 1,34 ml O_2 pro Gramm Hämoglobin kann die O_2-Kapazität des Blutes aus der Hämoglobinkonzentration (~ 150 g/l) berechnet werden.

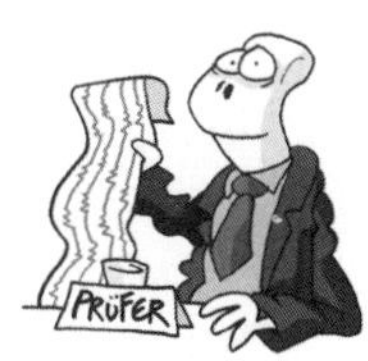

1.8.2 Sauerstoffbindungskurve

Die Sauerstoffbindungskurve ist ein sehr beliebtes Prüfungsthema im Physikum. Um Aussagen über die Eigenschaften der verschiedenen Hämoglobine und des Myoglobins machen zu können, wird die **O_2-Sättigung** betrachtet.

MERKE:
Die O_2-Sättigung des Hämoglobins ist der Anteil oxygenierten Hämoglobins am Gesamthämoglobin und wird in % angegeben.

In Abbildung 19 sind die **Sauerstoffbindungskurven** von Hämoglobin und Myoglobin dargestellt. Hämoglobin ist der Sauerstofftransporter der Erythrozyten und Myoglobin der Sauerstoffspeicher der Muskelzellen. Sauerstoffbindungskurven zeigen die Abhängigkeit der Sauerstoffsättigung vom jeweiligen Sauerstoffpartialdruck. Man kann daher von ihnen ablesen, wie stark der P_{O_2} verändert werden muss, um eine Änderung der O_2-Sättigung zu erzielen. Aus einer Sauerstoffsättigungskurve kann natürlich auch der **Halbsättigungsdruck** abgelesen werden. Dies ist der Partialdruck von Sauerstoff (= P_{O_2}), bei dem 50% (= die Hälfte) der Hämoglobine mit Sauerstoff gesättigt sind (= 3,6 kPa).

Sollen die beiden Kurven z.B. im Mündlichen beschrieben werden, kann man sagen, dass die Sauerstoffsättigungskurve des **Hämoglobins** einen S-förmigen Verlauf und die des **Myoglobins** einen eher hyperbolen Verlauf hat. Die Ursachen liegen im unterschiedlichen Aufbau der Moleküle: Im tetrameren Hämoglobin üben die vier Untereinheiten **kooperative Wechselwirkungen** aufeinander aus. Die Bindung des ersten Sauerstoffmoleküls ist erschwert. Ist erst einmal ein Sauerstoffmolekül am Häm-Eisen gebunden, so wird die Bindung weiterer Sauerstoffmoleküle immer leichter. Das Myoglobin dagegen ist ein Monomer. Deshalb beeinflussen hier auch KEINE Wechselwirkungen von Untereinheiten die Sauerstoffbindung.

MERKE:
Bei normalem alveolären Sauerstoffpartialdruck (P_{O_2} = 13,3 kPa) beträgt die Sauerstoffsättigung schon 98 %.

Im flachen Bereich der Sauerstoffbindungskurve - bei einem Sauerstoffpartialdruck über 8 kPa (= Bereich des normalen alveolären P_{O_2}) - ist die Sauerstoffsättigung relativ konstant und ändert sich auch bei Einatmung von reinem Sauerstoff nur gering.

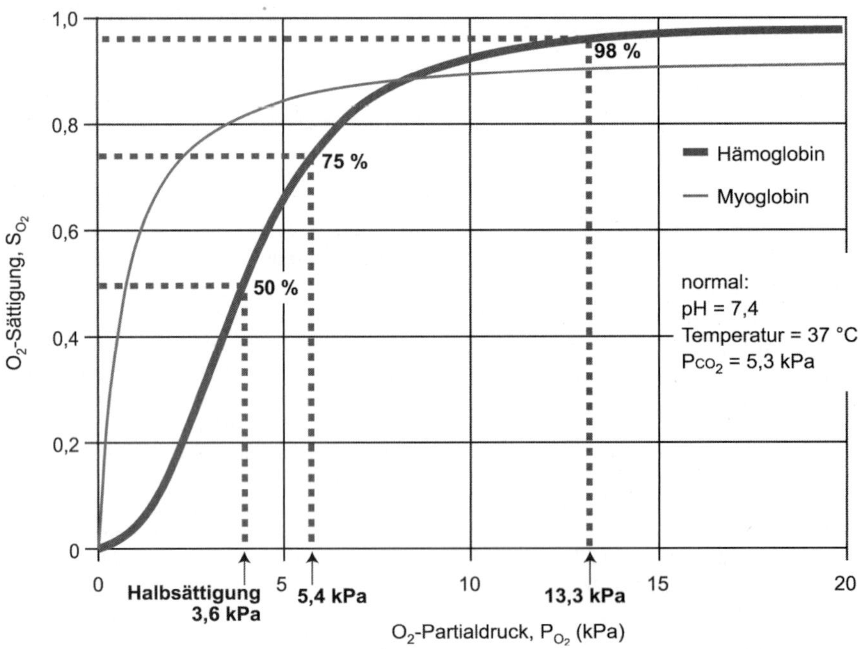

Abb. 19: Sauerstoffbindungskurven von Hämoglobin und Myoglobin

Die Sauerstoffbindungskurven lassen sich durch eine Änderung der Temperatur, des pH-Werts oder der Konzentration von CO_2 und 2,3-Bisphosphoglycerat (= 2,3-BPG) ändern. Eine Verschiebung der Sauerstoffbindungskurve findet sich vor allem im **mittleren Bereich der Sauerstoffpartialdrücke.**

Eine **Rechtsverschiebung** bedeutet eine Affinitätsabnahme des Hämoglobins in Bezug auf die Sauerstoffbindung. D.h. es werden höhere Partialdrücke an Sauerstoff benötigt, um die gleiche Sauerstoffsättigung zu erreichen. Faktoren, die zu einer Rechtsverschiebung führen, sind:

- Zunahme der H^+-Konzentration, wodurch der pH-Wert sinkt und das Blut saurer wird,
- Zunahme der CO_2-Konzentration,
- Zunahme der Temperatur und
- Zunahme der Konzentration von 2,3-Bisphosphoglycerat (= 2,3-BPG).

Eine **Linksverschiebung** bedeutet eine **Affinitätszunahme** des Hämoglobins gegenüber Sauerstoff. D.h. es ist ein geringerer Sauerstoffpartialdruck notwendig für die gleiche Sättigung. Oder andersherum: Bei gleichem Sauerstoffpartialdruck ist die Sauerstoffsättigung des Hämoglobins höher. Faktoren, die zu einer Linksverschiebung führen, sind:

- Abnahme der H^+-Konzentration, wodurch der pH-Wert steigt und das Blut basischer wird,
- Abnahme der CO_2-Konzentration,
- Abnahme der Temperatur und
- Abnahme der Konzentration von 2,3-Bisphosphoglycerat.

MERKE:

- 2,3-Bisphosphoglycerat bewirkt eine Platzierung der Sauerstoffbindungskurve in den Bereich des physiologischen P_{O_2}. Eine Konzentrationserhöhung von 2,3-BPG verschiebt die Kurve nach rechts.
- Eine Rechtsverschiebung durch Erhöhung der H^+-Konzentration (= abnehmender pH-Wert) und der CO_2-Konzentration wird Bohr-Effekt genannt und findet vor allem im Gewebe statt.
- Eine Rechtsverschiebung begünstigt die Sauerstoffabgabe in das Gewebe.
- Eine Linksverschiebung begünstigt die Sauerstoffaufnahme in der Lunge.

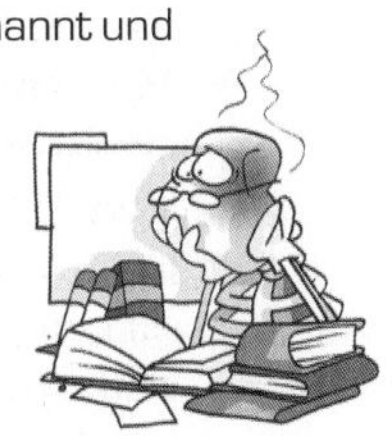

Im schriftlichen Physikum wird gern nach der Sauerstoffsättigung und den Sauerstoffpartialdrücken an verschiedenen Stellen des Körpers gefragt. Deshalb hier ein kurzer Überblick:

- In körperlicher Ruhe beträgt die Sauerstoffsättigung im **arteriellen System 97%** und im **gemischt-venösen Blut etwa 75%.**

Abb. 20: Rechts- und Linksverschiebung der Sauerstoffbindungskurve

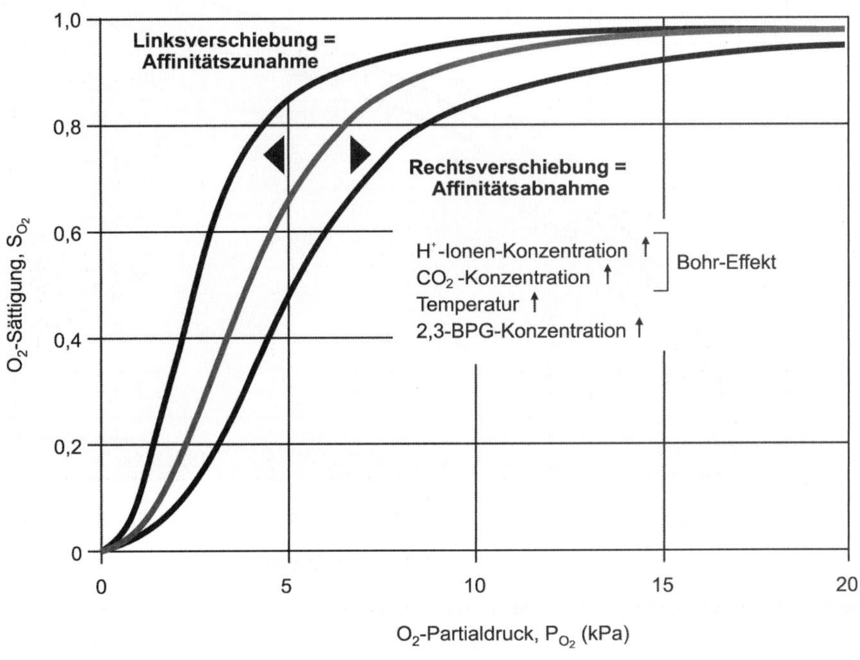

- Die Sauerstoffsättigung in der **V. pulmonalis beträgt etwa 98%.**
- In der A. femoralis beträgt der Sauerstoffpartialdruck etwa **90 mmHg (= etwa 12 kPa).**
- Bei Beatmung mit reinem Sauerstoff steigt der alveoläre Partialdruck auf etwa 90 kPa (= 670mmHg) an.

1.8.3 Inaktive Hämoglobine

Zwei Formen der Inaktivierung von Hämoglobin sind fürs Physikum wichtig:

- **Kohlenstoffmonoxid (= CO)** bindet reversibel etwa 300-fach stärker als Sauerstoff an das zweiwertige Hämeisen und blockiert dieses dadurch für den Sauerstofftransport.
- **Methämoglobin (= MetHb)** entsteht, wenn das zweiwertige Hämeisen (= Fe^{2+}) zum dreiwertigen Hämeisen (= Fe^{3+}) oxidiert wird. Mögliche Ursachen sind Gifte (z.B. Nitrate im Trinkwasser), manche Medikamente (z.B. Nitroglycerin und einige Lokalanästhetika) und vor allem Zigarettenrauch. An Methämoglobin kann Sauerstoff nicht mehr reversibel binden.

MERKE:
Kohlenstoffmonoxid und Methämoglobin bewirken eine Reduktion der maximalen Sauerstoff-Sättigung (S_{O_2max}).

1.8.4 Kohlendioxidtransport im Blut

Der Kohlendioxidtransport im Blut ist eng mit dem Säure-Basen-Haushalt verknüpft, da der CO_2-Bikarbonatpuffer (s. 2.2, S. 45) eines der wichtigsten Puffersysteme des Menschen darstellt. Das Kohlendioxid kommt im Blut sowohl physikalisch gelöst als auch chemisch gebunden vor. Mit einer Konzentration von insgesamt etwa 50 ml/dl im arteriellen Blut wird ein wesentlich größeres Volumen an Kohlendioxid transportiert als an Sauerstoff.

Die **reversible chemische Bindung** von CO_2 erfolgt

- als **Bikarbonat** in Erythrozyten und im Blutplasma (s. 2.2) nach der Löslichkeitsgleichung: $\mathbf{CO_2 + H_2O \leftrightarrow H^+ + HCO_3^-}$ und
- zu einem kleinen Teil als Carbamat an freie Aminogruppen der Proteine gebunden: $\mathbf{CO_2 + R\text{-}NH_2 \leftrightarrow H^+ + R\text{-}NH\text{-}COO^-}$

Dabei ist die Pufferung der H+-Ionen über die Histidinseitenketten des Hämoglobins notwendig, um mehr CO_2 chemisch binden zu können (s. 2.2, S. 45).

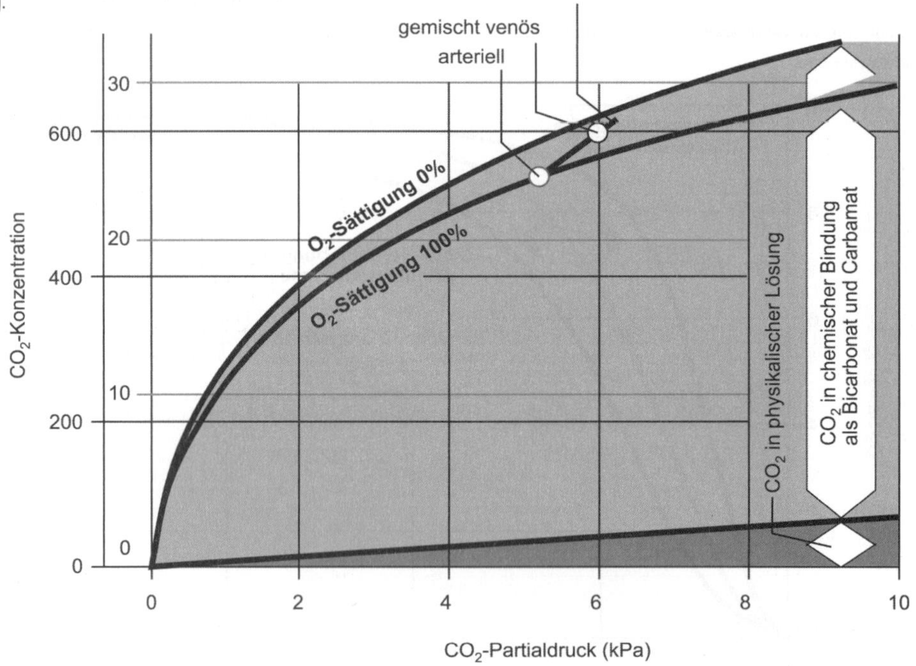

Abb. 21: Kohlendioxidbindungskurve

1.8.5 Kohlendioxidbindungskurve

Wie für Sauerstoff existiert auch für Kohlendioxid eine Bindungskurve, die den Zusammenhang zwischen dem Partialdruck von Kohlendioxid und der Kohlendioxid-Konzentration angibt. Die gesamte Kohlendioxid-Konzentration setzt sich aus dem als Bikarbonat oder Carbamat chemisch gebundenen und dem physikalisch gelösten Kohlendioxid zusammen. In Abbildung 21 ist die Kohlendioxidbindungskurve dargestellt. Sie verläuft in den Bereichen des jeweiligen arteriellen und gemischtvenösen Partialdrucks steiler und besitzt KEIN Plateau und somit KEINEN Sättigungswert.

MERKE:
Die Kohlendioxidbindungskurve besitzt keine Sättigung des chemisch gebundenen Anteils von CO_2. Daher gibt es auch keine „CO_2-Kapazität" des Blutes.

Die CO_2-Bindungskurve kann durch bestimmte Einflüsse sowohl nach rechts als auch nach links verschoben werden:

- **Rechtsverschiebung** bedeutet eine Affinitätszunahme und erfolgt durch Erniedrigung des pH-Werts und/oder Erhöhung der Temperatur.
- **Linksverschiebung** bedeutet eine Affinitätsabnahme und erfolgt durch Erhöhung des pH-Werts und/oder Abnahme der Temperatur.

Übrigens...

Der **Sauerstoffpartialdruck** hat ebenfalls Einfluss auf die Bindung von Kohlendioxid im Blut. Im oxygenierten Blut (= hoher P_{O_2}) ist bedeutend weniger CO_2 gebunden als im desoxygenierten. Dieser Haldane-Effekt beruht auf **allosterischen Wechselwirkungen** der H^+- und O_2-Bindung am Hämoglobin und tritt vor allem in der **Lunge** auf.

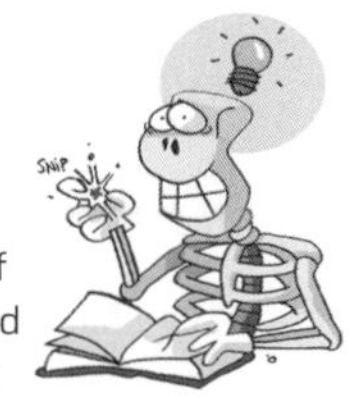

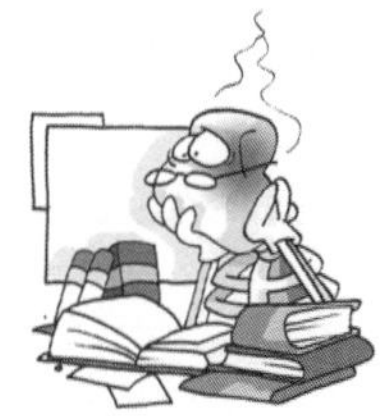

MERKE:

- Der Effekt des P_{O_2} auf die Kohlendioxidkonzentration im Blut wird Haldane-Effekt genannt.
- Bei gleichem CO_2-Partialdruck ist die Gesamtkonzentration des CO_2 im desoxygenierten Blut höher als im oxygenierten.

Da zum Bohr- und Haldane-Effekt im Physikum sehr viele Fragen gestellt werden, hier noch einmal eine Zusammenfassung:

- Bohr- und Haldane-Effekt beruhen auf **allosterischen Wechselwirkungen** der O_2- und H^+-Bindung untereinander am Hämoglobin,
- der **Bohr-Effekt** ist der Effekt von CO_2 auf O_2, wirkt vor allem im **Gewebe** und setzt Sauerstoff frei,
- der **Haldane-Effekt** ist der Effekt von O_2 auf die Bindung von H^+ und CO_2 am Globin, wirkt in der **Lunge** und setzt Kohlendioxid frei.

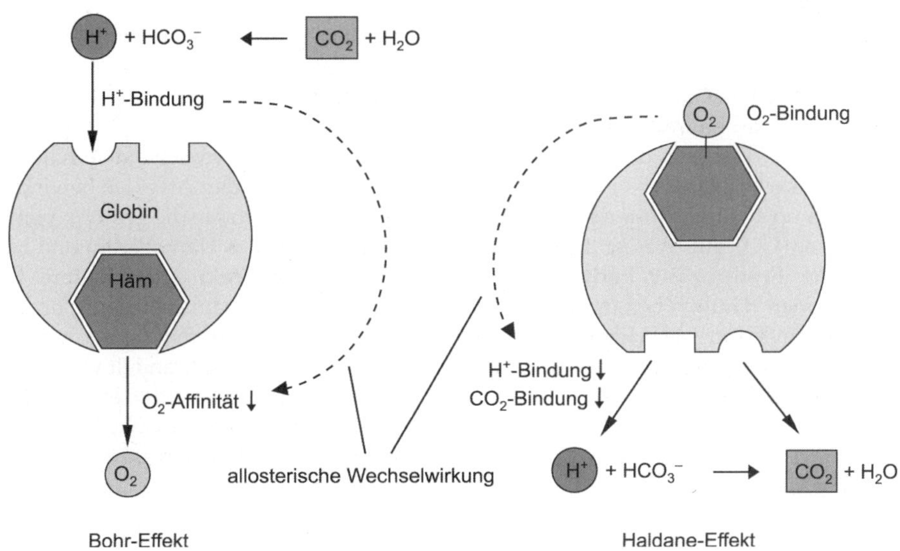

Abb. 22: Bohr- und Haldane-Effekt

Übrigens...

Eine Säure ist nach Brönstedt definiert als ein H^+-Donator (= kann Protonen abgeben). Nach dieser Definition ist **Hämoglobin** in der **desoxygenierten Form eine schwächere Säure** (= Bohr-Effekt und die H^+ binden stärker am Hb und bewirken eine O_2-Freisetzung) und in der **oxygenierten Form eine stärkere Säure** (= bei hohem P_{O_2}/in oxygenierter Form wirkt der Haldane-Effekt und es wird leichter H^+ freigesetzt, das mit Bikarbonat dann CO_2 bildet).

1.8.6 Wechselwirkung zwischen O_2- und CO_2-Bindung beim Atemgastransport im Blut

Durch die Stoffwechselaktivität fällt im Gewebe viel Kohlendioxid an, das durch das Blut abtransportiert werden muss. Hier liegt ein hoher Partialdruckunterschied zwischen dem Gewebe und dem Blut vor, der zu einer raschen Diffusion von CO_2 durch die Endothel- und Erythrozytenwand führt. In den Erythrozyten - aber auch im Blutplasma - **reagiert CO_2 mit Wasser** entsprechend der Formel:

$CO_2 + H_2O \leftrightarrows H^+ + HCO_3^-$

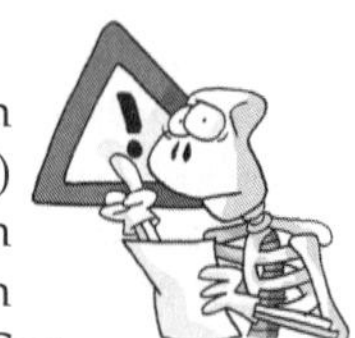

Dabei entstehen gleiche Mengen an **Protonen** (= H^+/ Wasserstoffionen) und **Bikarbonat**. Diese Reaktion wird durch das im schriftlichen Physikum sehr gefragte Enzym **Carboanhydrase** katalysiert. Hier wird eine

- **schnell arbeitende Carboanhydrase in den Erythrozyten** und eine
- **langsam arbeitende Carboanhydrase in der Endothelwand** unterschieden.

Durch die schnelle Carboanhydrase läuft die Reaktion von CO_2 mit Wasser in den Erythrozyten mit höherer Geschwindigkeit ab.

Daneben gibt es noch einen weiteren Grund für die Reaktion von CO_2 mit Wasser in den Erythrozyten: In den Erythrozyten können die entstehenden H^+-Ionen nämlich besser abgepuffert werden, da hier in Form von **Hämoglobin ein sehr wirkungsvoller Nichtbikarbonatpuffer** vorhanden ist (s. 2.2, S. 45).

MERKE:

- Die Carboanhydrase beschleunigt die Dissoziation von CO_2.
- In den Erythrozyten wird durch die schnellere Carboanhydrase und den wirkungsvolleren Puffer mehr HCO_3^- (= Bikarbonat) gebildet als im Blutplasma.

Durch diese Mechanismen steigt die Konzentration von **HCO_3^-** in den Erythrozyten an. Dadurch entsteht ein Konzentrationsunterschied zwischen Blutplasma und Erythrozyten, der ein **elektroneutrales carriervermitteltes Austauschsystem** antreibt, das HCO_3^- im Austausch mit Cl^- ins Blutplasma ausschleust. Dieser Austausch wird auch **Hamburger-Shift** genannt (s. Abb. 23, S. 39).

MERKE:

Der Hamburger-Shift bezeichnet den elektroneutralen carriervermittelten Transport von HCO_3^- in das Blutplasma im Austausch gegen Cl^-.

Übrigens...

Beim Hamburger-Shift werden die HCO_3^--Ionen deshalb gegen Cl^--Ionen ausgetauscht, weil Cl^--Ionen in hoher Konzentration im Plasma vorliegen und um die Ladungsneutralität dieses Transportes zu wahren: Eine negative Ladung wird so durch eine andere ersetzt.

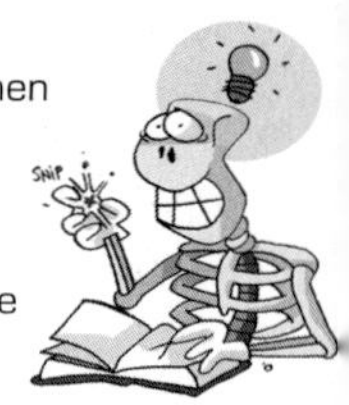

In Abbildung 23, S. 39 ist auch der **Bohr-Effekt** dargestellt. Durch die Bindung von H^+ an Hämoglobin (= Pufferung) wird O_2 leichter ins Gewebe abgegeben.

Diese Anpassungsvorgänge vollziehen sich auf dem Weg vom Gewebe in die Lunge und sind abhängig vom jeweiligen P_{CO_2} und P_{O_2}.

MERKE:

Je größer der Partialdruck von Kohlendioxid im Gewebe, desto ausgeprägter ist der Hamburger-Shift in den Erythrozyten.

In der **Lunge** kehren sich die Verhältnisse um und ein **hoher P_{O_2}** in den Alveolen bewirkt eine Diffusion von Sauerstoff in die Erythrozyten. Sauerstoff bindet sich an das Hämoglobin und bewirkt über den **Haldane-Effekt** eine **leichtere Abgabe** von CO_2 aus der Carbamat-Bindung und von **H^+** aus dem Hämoglobinpuffer. H^+ kann nun mit HCO_3^- wieder zu CO_2 umgewandelt werden. Auch diese Rückreaktion wird durch das schnelle erythrozytäre Enzym **Carboanhydrase** katalysiert.

Entsprechend dem Partialdruckunterschied, diffundiert CO_2 in die Alveolen und wird abgeatmet.

MERKE:
In der Lunge vermindert sich die HCO_3^--Konzentration in den Erythrozyten und der Hamburger-Shift kehrt sich um (= HCO_3^- Einstrom und Cl^--Ausstrom).

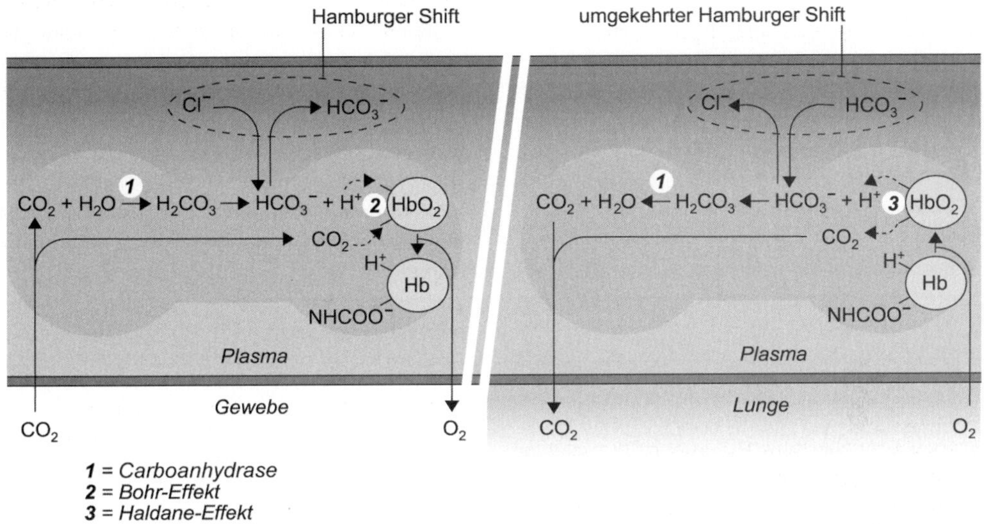

Abb. 23: Austauschvorgänge im Blut

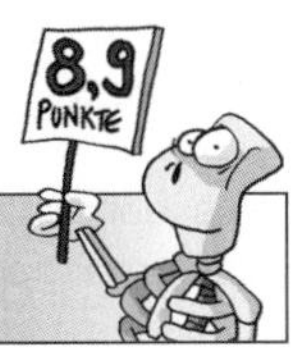

DAS BRINGT PUNKTE

Zum Sauerstofftransport solltet ihr wissen, dass
- die Sauerstoffkapazität der Maximalwert des chemisch gebundenen Sauerstoffs im Blut ist,
- im Bereich zwischen arteriellen und gemischtvenösen Partialdrücken die Gesamtkonzentration des CO_2 höher ist als die des O_2,
- bei sehr großen Sauerstoffpartialdrücken die O_2-Konzentration des Blutes vor allem durch die Hb-Konzentration beeinflusst wird,
- HbF 2,3-Bisphosphoglycerat schwächer bindet als HbA und somit eine höhere Sauerstoffaffinität besitzt,
- die Sauerstoffsättigung in der V. pulmonalis etwa 97% beträgt,
- in körperlicher Ruhe die Sauerstoffsättigung im arteriellen System 97% und im gemischtvenösen Blut 75% beträgt,
- in der A. femoralis die Sauerstoffsättigung etwa 90 mmHg (= 12kPa) beträgt und
- bei schwerer körperlicher Arbeit die arterio-venöse Sauerstoffdifferenz Werte von ungefähr 120-160 ml O_2/l Blut erreicht.

Zur Sauerstoffbindungskurve solltet ihr euch unbedingt merken, dass
- 2,3-Bisphosphoglycerat eine Rechtsverschiebung der Sauerstoffbindungskurve bewirkt und somit eine Affinitätsabnahme des Hb für Sauerstoff,
- eine Rechtsverschiebung der Bindungskurve des Sauerstoffs durch 2,3-Bisphosphoglycerat, Anstieg des CO_2-Partialdrucks, Temperaturerhöhung und durch ein Absenken des pH-Werts erreicht wird,
- eine Abnahme von 2,3 BPG eine Erhöhung der Sauerstoffsättigung durch eine Linksverschiebung der Sauerstoffbindungskurve bewirkt und
- es zu einer Erhöhung des Halbsättigungsdrucks durch eine Rechtsverschiebung der Sauerstoffbindungskurve durch den Bohr-Effekt kommt.

Zu den inaktiven Hämoglobinen wurde schon öfters gefragt, dass
- sowohl O_2 als auch CO am Häm des Hämoglobins reversibel binden können und
- die Bindung von CO 200-300-mal fester ist, als die Sauerstoffbindung.

Beim Kohlendioxidtransport sind vielversprechende Punktebringer, dass

- die CO_2-Bindungskurve kein Plateau (= Sättigungswert) hat,
- die CO_2-Bindungskurve im Bereich zwischen den jeweiligen arteriellen und gemischtvenösen Partialdrücken steiler verläuft als die O_2-Bindungskurve,
- bei gleichem CO_2-Partialdruck die Gesamtkonzentration des CO_2 im desoxygenierten Blut höher ist als im oxygenierten Blut,
- für den Haldane-Effekt die Konzentrationen von HCO_3^- in den Erythrozyten und im Plasma eine Rolle spielen,
- der Hauptanteil der Konzentration von physikalisch gelöstem und chemisch gebundenem CO_2 das HCO_3^- im Plasma ist,
- Hämoglobin H^+-Ionen puffert, CO_2 über Carbaminobindungen bindet und deshalb in desoxygenierter Form eine schwächere Säure ist als in oxygenierter,
- bei starker Erhöhung des P_{CO_2} mehr CO_2 über die Erythrozyten transportiert werden muss, wodurch ein verstärkter Hamburger-Shift (= ladungsneutraler Cl^--Einstrom und HCO_3^--Ausstrom) auftritt,
- Bikarbonat in der Lungenstrombahn aus dem Plasma in die Erythrozyten aufgenommen wird und sich der Hamburger-Shift umkehrt und
- die Carboanhydrase die Dissoziation von CO_2 zu HCO_3^- katalysiert.

BASICS MÜNDLICHE

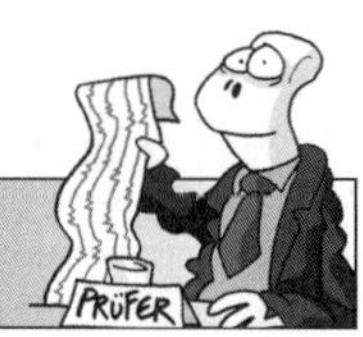

Was können Sie mir zum Atemgastransport im Blut sagen?

Grundlage des Atemgastransports im Blut ist die physikalische Löslichkeit der Gase. Atemgase müssen sich erst im Blutplasma lösen, um dann transportiert zu werden: mehrheitlich chemisch gebunden und zu einem geringen Teil auch physikalisch gelöst.

Was wissen Sie über den Sauerstofftransport?

Sauerstoff wird im Blut an die zweiwertigen Eisenionen des Hämoglobins gebunden. Hierbei handelt es sich NICHT um eine Oxidation, sondern um eine Oxygenierung.

Zum Sauerstofftransport stehen verschiedene Hämoglobinarten zur Verfügung:

- fetales HbF,
- adultes HbA_1 und
- adultes HbA_2.

Insgesamt werden 200 ml Sauerstoff pro Liter Blut transportiert. Dies entspricht in etwa dem Sauerstoffanteil in der Atemluft (= 21%). Wenn die Konzentration der desoxygenierten Hämoglobine auf über 50 g pro 1 Liter ansteigt, kann es zu einer Blaufärbung der Lippen und Schleimhäute kommen, was als Zyanose bezeichnet wird.

Wie kommt die spezielle Sauerstoffbindungskurve des Hämoglobin zustande und was sagt Ihnen diese Kurve?

Sauerstoff wird am Hämoglobin gebunden transportiert. Das tetramere Hämoglobin ist aus vier Untereinheiten aufgebaut, die sich bei der Sauerstoffbindung gegenseitig beeinflussen. Diese - auch allosterischen Wechselwirkungen genannten - Kräfte bewirken nach Bindung eines Sauerstoffmoleküls an eine Untereinheit des Hämoglobins eine erleichterte Bindung weiterer O_2-Moleküle an die restlichen Untereinheiten. Daraus ergibt sich eine S-förmige sigmoide Sauerstoffbindungskurve. Schon bei einem physiologisch normalen P_{O_2} von 13,3 kPa liegt eine 98%ige Sauerstoffsättigung vor.

Was bedeutet Links- und Rechtsverschiebung im Zusammenhang mit der Sauerstoffbindungskurve?

Die Sauerstoffbindungskurve kann durch bestimmte Einflüsse nach links oder rechts verschoben werden. Eine Linksverschiebung bedeutet eine Affinitätszunahme des Hämoglobins für Sauerstoff, wodurch Sauerstoff einfacher aufgenommen wird, jedoch schwerer abgegeben werden kann. Eine Rechtsverschiebung meint genau das Gegenteil: Es wird leichter Sauerstoff abgegeben.

Durch welche Faktoren kommt es zu einer Verschiebung nach rechts, durch welche zu einer Verschiebung nach links?

Die Linksverschiebung findet vor allem in der Lunge und die Rechtsverschiebung im Gewebe statt:

- Linksverschiebung durch Abnahme von P_{CO_2}, Zunahme des pH-Werts, Abnahme der Temperatur und/oder von 2,3-BPG.
- Rechtsverschiebung durch Erhöhung von P_{CO_2}, Abnahme des pH-Werts (= Bohr-Effekt), Erhöhung der Temperatur und/oder von 2,3-BPG.

Wie wird Kohlendioxid im Blut transportiert?
Sowohl physikalisch gelöst als auch chemisch gebunden. Die chemische Bindung erfolgt als Bikarbonat und als Carbamat an den Proteinseitenketten des Hämoglobins. Daneben werden noch die bei der Reaktion von CO_2 mit Wasser im Blut anfallenden H^+-Ionen an die Histidinseitenketten des Hämoglobins gebunden.

Welche Vorgänge spielen sich bei der chemischen Bindung von Kohlendioxid im Erythrozyten ab?
CO_2 diffundiert in den Erythrozyten hinein und reagiert dort mit Wasser zu HCO_3^--Ionen und H^+-Ionen. Diese Reaktion wird durch die schnelle intraerythrozytäre Carboanhydrase stark beschleunigt. H^+-Ionen können über Histidinseitenketten gebunden, also gepuffert werden. Bikarbonat-Ionen jedoch nicht, wodurch die intraerythrozytäre Konzentration von HCO_3^- ansteigt. Dieser Konzentrationsanstieg wird durch den Hamburger-Shift beseitigt: Es kommt zu einem Ausstrom von HCO_3^--Ionen und einem Einstrom von Cl^--Ionen.

Was ist der Haldane-Effekt?
Das Äquivalent zum Bohr-Effekt. Er findet in der Lunge statt. Durch einen hohen Sauerstoffpartialdruck kommt es zur Bindung von O_2 an das Hämoglobin, wodurch über allosterische Wechselwirkungen die Bindungsfähigkeit von H^+ und CO_2 am Globin des Hämoglobins abnimmt.

1.9 Atmungsregulation

Das Atemzentrum liegt in der **Medulla oblongata** und erhält Atemreize über verschiedene Mechanismen. Unterschieden werden dabei
- rückkoppelnde Atemreize und
- nicht-rückkoppelnde Atemreize.

1.9.1 Rückkoppelnde Atemreize

Rückkoppelnde Atemreize sind Bestandteil eines **geschlossenen Regelkreises**. Zu ihnen gehören die Informationen der
- **Lungendehnungsrezeptoren**, die sich in der **Trachealwand** sowie den **Bronchien** befinden und durch eine Dehnung der Lunge aktiviert werden. Die Informationen gelangen über afferente Fasern des **N. vagus** zur Medulla oblongata. Dort hemmen sie die Einatmung, wodurch die Lunge vor allem bei beschleunigter Atmung vor einer Überdehnung geschützt wird.
- **Chemorezeptoren**, von denen zentrale und periphere Chemorezeptoren unterschieden werden: **Zentrale Chemorezeptoren** werden vor allem durch **Hyperkapnie** (= hohe CO_2-Partialdrücke) und **Azidose** (= niedrigen pH-Wert) stimuliert. **Periphere Chemorezeptoren** aus dem Glomus aorticum und dem Glomus caroticum werden vor allem durch Hypoxie (= niedrigen O_2-Partialdruck), aber auch durch Hyperkapnie und Azidose aktiviert.

Übrigens...
Wird der N. vagus durchtrennt, kommt es zu einer Vertiefung und Verlangsamung der Atmung.

MERKE:
- Die reflektorische Hemmung der Einatmung nach Aktivierung von Dehnungsrezeptoren der Bronchien und der Trachealwand wird als Hering-Breuer-Reflex bezeichnet.
- Der Partialdruck von CO_2 hat mit Abstand den größten Einfluss auf den Atemantrieb: $P_{CO_2} >$ pH-Wert $> P_{O_2}$.
- Arterielle Normalwerte für
  - P_{CO_2} = 5,3 kPa oder 40 mmHg
  - pH-Wert = 7,4
  - P_{O_2} = 13,3 kPa oder 100 mmHg

1.9.2 Nicht-rückkoppelnde Atemreize

Aus höheren Hirnarealen erhält das Atemzentrum aber auch Informationen, die eine Stimulation der Atmung hervorrufen. Hierzu gehören vor allem die Informationen von
- hypothalamischen Schaltstellen der **Temperaturregulation**,
- **Pressorezeptoren** des Kreislaufsystems,
- **Schmerzreizen** und
- Hormonen wie **Adrenalin**.

1.9.3 Formen normaler und veränderter Atmung

In Abbildung 24, Seite 42, sind die wichtigsten physiologischen und pathologischen Atmungsformen dargestellt:

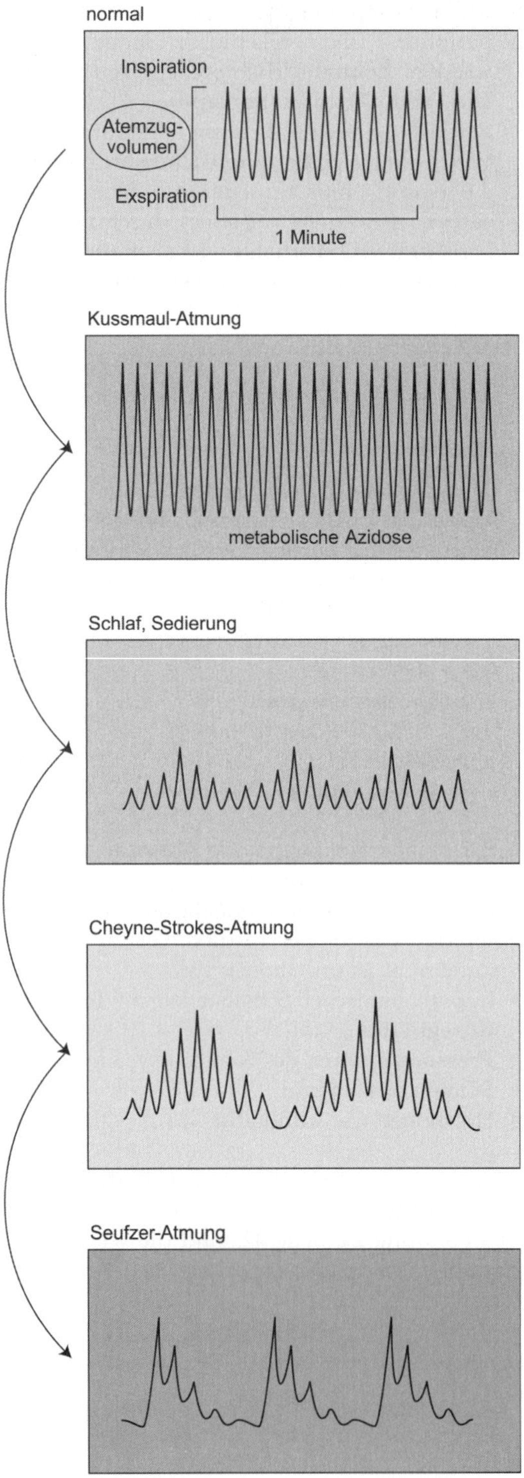

Abb. 24: Atmungsformen

MERKE:
Die Kussmaul-Atmung bezeichnet eine verstärkte Atmung, wie sie bei der metabolischen Azidose auftreten kann (s. 2.4, ab S. 47).

1.10 Atmung unter ungewöhnlichen Bedingungen

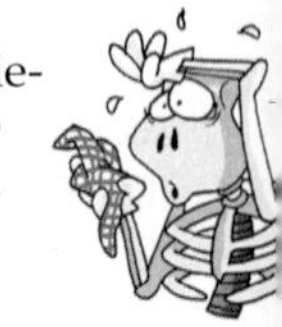

Im schriftlichen Teil des Physikums beziehen sich die Fragen zu diesem Thema vor allem auf die Höhenatmung und die Höhenakklimatisation.

1.10.1 Höhenatmung

Mit zunehmender Höhe sinken der $\mathbf{P_{O_2}}$ und der $\mathbf{P_{CO_2}}$ der Inspirationsluft ab. Die prozentuale Zusammensetzung der Umgebungsluft bleibt mit zunehmender Höhe jedoch unverändert.

MERKE:
In einer Höhe von 5500 m hat sich der äußere Luftdruck halbiert (= von etwa 100 kPa auf ~ 50 kPa), die prozentuale Zusammensetzung ist aber unverändert.

Bis auf etwa 2000 Höhenmeter wird der Abfall des $\mathbf{P_{O_2}}$ gut kompensiert, da bis zu einem alveolären $\mathbf{P_{O_2}}$ von 10 kPa (= ~75 mmHg) die Sauerstoffsättigung aufgrund der Bindungskurve nur unwesentlich abfällt. In größeren Höhen macht sich der Abfall des P_{O_2} jedoch bemerkbar (= Hypoxie). Es kommt zu einer schnellen und einer verzögerten Anpassungsreaktion:

1. **schnelle Anpassungsreaktion**: Durch die **arterielle Hypoxie** (= fallender P_{O_2}) kommt es über die **peripheren Chemorezeptoren** zu einer **Stimulation der Atmung.** Die vermehrte Atmung führt zur gewünschten Zunahme des arteriellen P_{O_2}. Dabei wird jedoch auch vermehrt Kohlendioxid abgeatmet (= P_{CO_2} fällt), wodurch der pH-Wert steigt (= Alkalose). Ein niedriger P_{CO_2} wirkt jedoch hemmend auf das Atemzentrum. Somit tritt während der schnellen Anpassungsreaktion eine Konkurrenz zwischen hypoxischem Atemantrieb und hypokapnischer Atemhemmung auf.
2. **verzögerte Anpassungsreaktion**: Nach Tagen bis Wochen greifen zwei verschiedene Mechanismen:

- Einerseits wird die **respiratorische Alkalose** durch eine **renale Kompensation** (s. 2.5, S. 50) mit der vermehrten Ausscheidung von HCO_3^- abgemildert und so die hypokapnische Atemhemmung reduziert.
- Andererseits bewirkt eine längere Hypoxie die Ausschüttung von **Erythropoetin**, wodurch die **Erythropoese ansteigt** und so die Sauerstofftransporter im Blut zunehmen (= Polyglobulie als Anstieg des Hämatokrits und Blutvolumens). Der Sauerstoffgehalt des Blutes ist dadurch erhöht, was vor allem bei Leistungs- und Ausdauersportlern durch das Höhentraining ausgenutzt wird.

Daneben kommt es noch zu einer **Zunahme der Konzentration von 2,3-Bisphosphoglycerat** in den Erythrozyten, was eine **Rechtsverschiebung der Sauerstoffbindungskurve** bewirkt. Diese Rechtsverschiebung führt zur Affinitätsabnahme des Hämoglobins gegenüber Sauerstoff, der daraufhin im Gewebe leichter abgegeben werden kann.

MERKE:
- Die schnelle Anpassungsreaktion wird durch die respiratorische Alkalose limitiert.
- Nach einer Höhenakklimatisation ist der arterielle P_{CO_2} vermindert und der Hämatokrit, das Blutvolumen, der Sauerstoffgehalt des Blutes sowie die Konzentration von 2,3-Bisphosphoglycerat erhöht.

Übrigens...

Bei der **akuten Bergkrankheit** kommt es zu Schwindel, Kopfschmerzen und Müdigkeit, was durch die stark **Hypoxie-empfindlichen Nervenzellen** erklärbar ist. Zudem kann - durch den **höheren pulmonalen Gefäßwiderstand** - ein **Lungenödem neben einem Hirnödem** entstehen. Der gestiegene Gefäßwiderstand resultiert aus der Zunahme des Hämatokrits, wodurch die **Blutviskosität** (= Zähflüssigkeit) steigt, und aus der auftretenden **hypoxischen Vasokonstriktion** der Lunge.

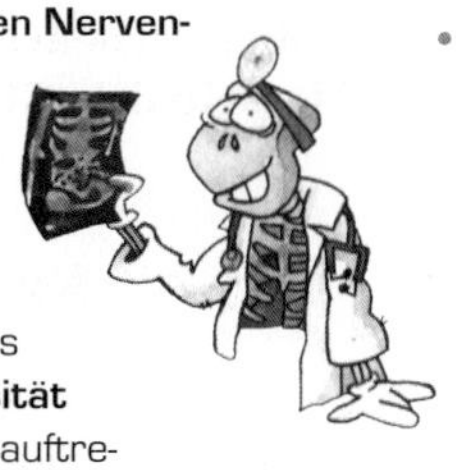

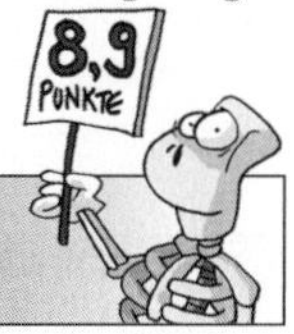

DAS BRINGT PUNKTE

Zur Atemregulation wurde häufig gefragt, dass
- Hyperkapnie vor allem zentrale Chemorezeptoren stimuliert,
- Hypoxie vor allem periphere Chemorezeptoren stimuliert und
- die Rezeptoren des Hering-Breuer-Reflexes sich in den Bronchien befinden und Dehnungsrezeptoren sind.

Zur Höhenatmung solltet ihr wissen, dass
- mit Zunahme der Höhe der Sauerstoffpartialdruck der Inspirationsluft sinkt und NICHT der prozentuale Sauerstoffgehalt,
- bei einem Aufstieg in große Höhen (> 3500 m) die alveolären P_{O_2} und P_{CO_2} absinken, der P_{H_2O} aber unverändert bleibt, wenn sich die Temperatur der Alveolarluft nicht ändert,
- sich in 5-6 km Höhe der äußere Luftdruck halbiert hat,
- mit zunehmender Höhe die arterielle Hypoxie als Atemantrieb wirkt,
- mit zunehmender Höhe das Atemzeitvolumen ansteigt und sich zusehens eine respiratorische Alkalose entwickelt,
- nach Höhenakklimatisation der arterielle CO_2-Partialdruck vermindert ist,
- während einer Höhenakklimatisation der Hämatokrit, das Blutvolumen, das 2,3-BPG und die Blutviskosität ansteigen,
- ein längerer Höhenaufenthalt zu einer Polyglobulie führt und
- durch eine Höhenakklimatisation mit Hb-Anstieg auch der periphere Kreislaufwiderstand steigt.

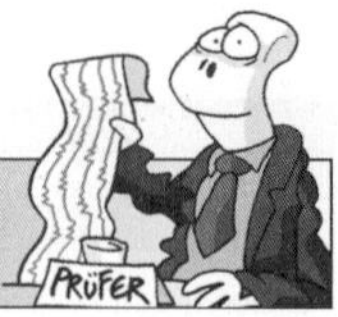

BASICS MÜNDLICHE

Durch welche Einflüsse wird die Atmung gesteuert?

Es können rückkoppelnde von nicht-rückkoppelnden Atemreizen unterschieden werden.

Rückkoppelnd bedeutet, dass mit der Atmung verbundene Reize der Lunge registriert werden. So zum Beispiel Informationen der Lungendehnungsrezeptoren, die die Einatmung hemmen und so die Lunge bei beschleunigter Atmung vor Überdehnung schützen. Aber auch Informationen der Chemorezeptoren, die die Atemgaskonzentrationen im Blut registrieren.

Nicht-rückkoppelnd bedeutet, dass Reize auf den Atemantrieb wirken können, die nicht aus dem respiratorischen System stammen. Zu den nicht-rückkoppelnden Atemreizen gehören z. B. Schmerzreize und die Wirkung von Adrenalin.

Was ist die Kussmaul-Atmung?

Eine verstärkte Atmung, die vor allem bei einer metabolischen Azidose auftritt, z.B. während einer Ketoazidose bei Diabetes mellitus. Durch die verstärkte Atmung versucht der Körper den P_{CO_2} zu senken und so eine Erhöhung des pH-Werts zu erreichen.

Was versteht man unter Höhenakklimatisation?

Die Höhenakklimatisation ist die Reaktion des Körpers auf einen längeren Höhenaufenthalt. Da in der Höhe die Partialdrücke von Sauerstoff und Kohlendioxid abnehmen, kommt es akut zu einer Steigerung der Atmung. Jedoch ist diese Steigerung der Atmung durch die sich entwickelnde respiratorische Alkalose begrenzt. Längerfristig kommt es daher - über die Ausschüttung von Erythropoetin aus der Niere - zu einer Steigerung der Erythropoese mit steigendem Hämatokrit, wodurch die chemische Sauerstoff-Kapazität des Blutes erhöht wird. Außerdem wird die respiratorische Alkalose renal kompensiert durch die vermehrte HCO_3^--Ausscheidung und die Erhöhung der Konzentration von 2,3-BPG in den Erythrozyten. Dadurch kann der Sauerstoff im Gewebe leichter abgegeben werden - aufgrund der Rechtsverschiebung der Sauerstoffbindungskurve (s. Abb. 20, S. 35).

ACH JA, JETZT AUF EINEM GIPFEL STEHEN, DAS PANORAMA DER ALPEN VOR AUGEN - IDEALE PAUSENGEDANKEN!

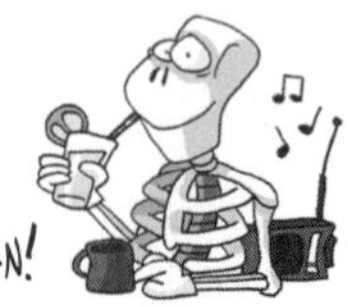

2 Säure-Basen-Gleichgewicht und Pufferung

Der Säure-Basen-Haushalt des menschlichen Körpers hat die Aufgabe den physiologischen pH-Wert bei 7,4 konstant zu halten. Dafür ist es notwendig, anfallende überschüssige H^+- und OH^--Ionen durch Puffersysteme zu neutralisieren und aus dem Körper zu entfernen. Diese Arbeit erfordert ein komplexes Zusammenspiel zwischen Geweben, Blut, Nieren und Lungen. Das Verständnis und vor allem die Anwendung dieses komplexen Zusammenspiels auf konkrete Beispiele wird durch überproportional viele Fragen im Physikum überprüft und ist auch oft Gegenstand der mündlichen Prüfung.

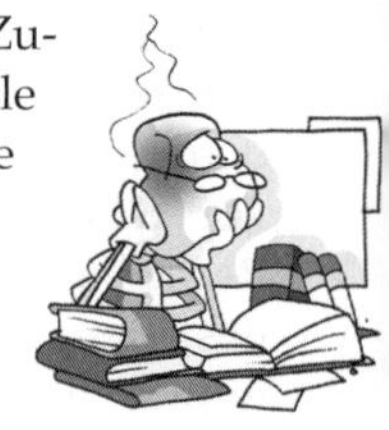

2.1 Pufferung

Vorab einige wichtige chemische Grundlagen, die euch das Verständnis dieses Themas erleichtern sollen:

Unter Puffer versteht man in der Chemie ein Gemisch aus einer schwachen **Säure mit ihrer korrespondierenden Base** - so z.B. **CO_2 als Puffersäure und HCO_3^- als Pufferbase**. Diese Pufferlösungen sind in der Lage bestimmte Mengen von H^+- und OH^--Ionen zu binden oder abzugeben, wodurch sich der pH-Wert der Lösung über weite Bereiche nicht wesentlich verändert.

Die Zusammenhänge zwischen pH-Wert und Pufferteilchen lassen sich mit der **Henderson-Hasselbalch-Gleichung** darstellen:

$$pH = pK + \log \frac{(\text{Pufferbase A})}{(\text{Puffersäure AH})} \quad \begin{matrix} = HCO_3^- \\ = CO_2 \end{matrix}$$

Bei näherer Betrachtung der Gleichung fällt auf, dass sie **drei Variablen** besitzt:

1 den pH-Wert,
2 die Konzentration der Pufferbase und
3 die Konzentration der Puffersäure.

MERKE:

Der pK-Wert gibt den pH-Wert der optimalen Pufferung des Puffersystems an.

Übrigens...

- Merkt euch bitte unbedingt, dass jedes Puffersystem seinen eigenen **pK-Wert** besitzt!
- Mit der Henderson-Hasselbalch-Gleichung kann in einer Bikarbonat-Pufferlösung die Bikarbonat-Konzentration (= Pufferbase) errechnet werden, wenn der pH-Wert der Lösung und der Partialdruck CO_2 bekannt sind.

2.2 Puffersysteme

Im menschlichen Körper gibt es drei wichtige Puffersysteme:

1. **Phosphatpuffer: $H_2PO_4^- \leftrightarrow HPO_4^{2-} + H^+$**
   Dieses Puffersystem besitzt den günstigsten Pufferbereich mit pK = 6,8, der nahe am physiologischen pH-Wert liegt. Durch die Nieren können $H_2PO_4^-$-Ionen ausgeschieden werden, was eine Abgabe von H^+-Ionen bedeutet. Der Phosphatpuffer besitzt jedoch im Extrazellulärraum nur eine sehr geringe Konzentration und hat daher für die Pufferung des Blutplasmas nur eine eingeschränkte Relevanz.

2. **Proteinpuffer: $-NH_2$** (= Amino-) und **-COOH** (= Carboxyl-) Gruppen sowie einige Reste von **Aminosäuren** der **Proteine** bilden dieses Puffersystem.
   Der Proteinpuffer kommt vor allem **intrazellulär** vor. In den **Erythrozyten** bildet das Protein **Hämoglobin** den quantitativ wichtigsten Nicht-Bikarbonatpuffer (= Proteinpuffer) und ist wesentlich an der Pufferung des Blutplasmas beteiligt.

3. **Bikarbonatpuffer: $CO_2 + H_2O \leftrightarrow H^+ + HCO_3^-$**
   Der Bikarbonatpuffer hat mit seinem pK = 6,1 einen weniger physiologischen Pufferbereich. Dennoch stellt dieses Puffersystem den **wichtigsten Puffer** des menschlichen Körpers dar, da es sich hier um ein **offenes Puffersystem** handelt. Über die Lunge kann als respiratorische Komponente des Säure-Basen-Haushalts die Puffersäure **CO_2 abgeatmet** und so saure H^+-Ionen aus dem Körper entfernt werden. Außerdem kann Bikarbonat zusätzlich über die Nieren ausgeschieden oder eingespart werden.

2.3 Parameter des Säure-Basen-Haushalts

Jetzt, wo euch die Puffersysteme hoffentlich geläufig sind, stellt sich die Frage, wie man den Status des Säure-Basen-Haushalts genau festlegen kann. In der Klinik ist z.B. zu klären, ob bei einem Patienten eine Azidose oder Alkalose vorliegt und ob diese Störung respiratorisch und/oder nicht-respiratorisch verursacht wurde.
Um diese Entscheidung treffen zu können, müssen drei Punkte abgefragt werden:

1 der **pH-Wert,** der die Konzentration **freier H^+**-Ionen im Blut angibt,
2 der **P_{CO_2}** als Partialdruck von CO_2 im Blut, der Auskunft über die **respiratorischen** Einflüsse auf den Säure-Basen-Status gibt,
3 das **aktuelle Bikarbonat**, das **Standardbikarbonat**, die **Pufferbasen** (= BB) und der **Basenüberschuss** (= BE), die die **nicht-respiratorischen** (= metabolischen) Einflüsse auf den Säure-Basen-Status anzeigen.

Natürlich kann durch Messung des **pH-Werts** eindeutig zwischen einer Azidose und einer Alkalose unterschieden werden. Auch die respiratorischen Einflüsse lassen sich direkt durch die Messung des P_{CO_2} abschätzen. Stellt sich jetzt noch die Frage, welcher der vier Messwerte unter Punkt 3 am aussagekräftigsten ist, um eine **nicht-respiratorische** (= metabolische) Störung eindeutig abzugrenzen.
Welcher dieser Parameter ändert sich also nur bei einem nicht-respiratorischen Problem?
Um diese Frage zu klären und Sicherheit im Umgang mit den Messwerten des Säure-Basen-Haushalts zu vermitteln, werden diese vier Messwerte hier noch näher beleuchtet:

- Das **aktuelle Bikarbonat** wird im Blutplasma des Vollbluts bestimmt. Hierzu wird einem Patienten Blut abgenommen und die **aktuelle** HCO_3^--Konzentration gemessen. Diese ist sowohl bei respiratorischen als auch bei nicht-respiratorischen Störungen verändert. Der Normalwert ist **24 mmol/l**.
- Das **Standardbikarbonat** wird ebenfalls im Blutplasma des Vollbluts bestimmt. Hierzu wird einem Patienten Blut abgenommen und in der Blutprobe die **respiratorischen Standardbedingungen eines gesunden Menschen hergestellt**. Die Blutprobe wird dazu vollständig oxygeniert (= normaler arterieller P_{O_2} wird hergestellt) und bei einem P_{CO_2} von 40

mmHg (= normales arterielles Blut) und 37° C die **HCO_3^--Konzentration** bestimmt. Der Wert des Standardbikarbonats ist dann nur noch bei nicht-respiratorischen (= metabolischen) Störungen und bei einer renalen Kompensation einer respiratorischen Störung verändert. Der Normalwert ist 24 mmol/l.

- Die **Pufferbasen (BB = 48 mmol/l)** werden ebenfalls im Blutplasma des Vollbluts bestimmt. Hierzu wird einem Patienten Blut abgenommen und wieder die respiratorischen Standardbedingungen von P_{O_2} und P_{CO_2} hergestellt. Daraufhin wird die **Konzentration der puffernden Anionen im Blut** bestimmt. Die puffernden Anionen setzen sich zusammen aus:
  - **HCO_3^--Konzentration des Blutplasmas und der Erythrozyten** als Bikarbonatpuffer
  - **Pufferanionen der Plasmaproteine und des Hämoglobins** als Nicht-Bikarbonatpuffer
  - **dem Phosphat-Ion HPO_4^{2-}** als Nicht-Bikarbonatpuffer

  Der Normalwert der Pufferbasen beträgt **48 mmol/l**.

  Erhöht sind die Pufferbasen bei einer nicht-respiratorischen (= metabolischen) Alkalose, erniedrigt bei einer nicht-respiratorischen Azidose. Außerdem sind sie abhängig von der Hämoglobinkonzentration und können daher bei einer Anämie erniedrigt sein (s. Abb. 25).

MERKE:
Die Pufferbasen sind unabhängig vom P_{CO_2} und damit unabhängig von respiratorischen Einflüssen. Die Pufferbasen werden daher durch respiratorische Einflüsse in ihrer Summe auch nicht verändert. Es ändert sich nur das Verhältnis von Bikarbonatpuffer zu Nicht-Bikarbonatpuffer.

- Der Basenüberschuss (BE = Base excess) wird ebenfalls im Blutplasma des Vollbluts bestimmt. Hierzu wird einem Patienten Blut abgenommen und die Differenz zwischen aktueller Pufferbase und Pufferbase nach Herstellung der respiratorischen Standardbedingungen ermittelt.

  Der Normalwert beträgt 0 mmol/l, der Normalbereich der Basenabweichung reicht von -2 bis +2 mmol/l.

  Ist der BE auf Werte über 2 mmol/l erhöht, so liegt eine nicht-respiratorische (= metabolische) Alkalose vor. Eine nicht-respiratorische (= metabolische) Azidose ist gekennzeichnet durch einen (stark = < -2mmol/l) negativen BE.

MERKE:
- Der BE (= Base excess) ist unabhängig von Veränderungen des P_{CO_2} und des Hb-Werts.
- Der BE ist nur bei nicht-respiratorischen (= metabolischen) Störungen verändert.

Als Abschluss noch einmal ein Überblick über die Normalwerte des Säure-Basen-Haushalts, die ihr für das Physikum unbedingt parat haben solltet (s. Abb. 26).

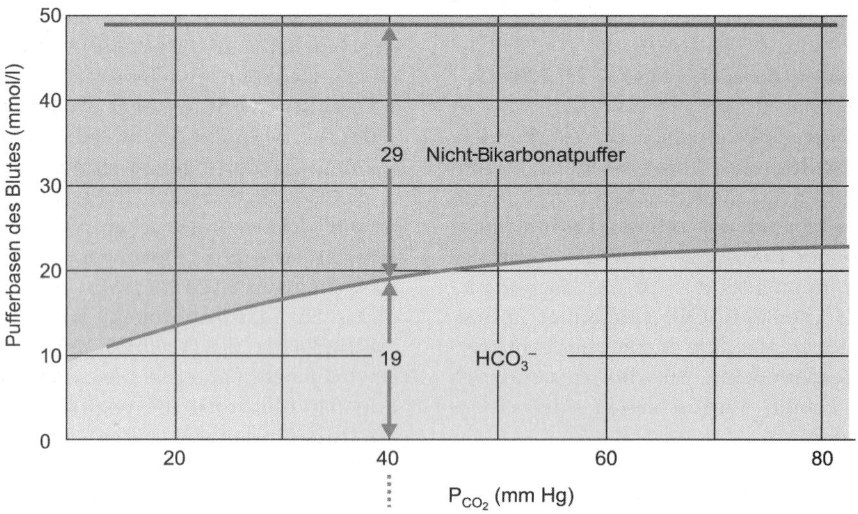

Abb. 25: Abhängigkeit der Pufferbasen vom P_{CO_2}

Symbol	$P_{A_{CO_2}}$		pH_{Pl}	$[HCO_3^-]_{Pl}$	$[HCO_3^-]_{St}$	BE	BB
Einheit	Pa	mm Hg	–	mmol/l	mmol/l	mmol/l	mmol/l
normal							
von	4,3	32	7,37	20	21	-2	42
bis	6,0	45	7,45	27	26	+2	54
Mittelwert	**5,3**	**40**	**7,40**	**24**	**24**	**0**	**48**
	CO_2-Partialdruck		Plasma-pH	Plasmabikarbonat-Konz.	Standardbikarbonat-Konz.	Basenabweichung	Pufferbasen

Abb. 26: Normalwerte wichtiger Parameter des Säure- Basen-Haushalts

2.4 Störungen des Säure-Basen-Haushalts

Im Physikum werden oft Fragen gestellt, in denen aus unterschiedlichen Parametern des Säure-Basen-Haushalts eines Patienten die zugrunde liegende Störung erkannt werden sollte. Um auch diese recht komplexen Fragen lösen zu können, müssen wir die Störungen des Säure-Basen-Haushalts näher betrachten:

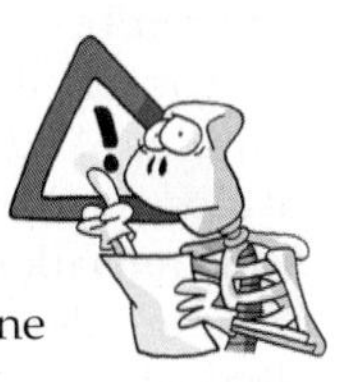

Aus der Höhe des pH-Werts kann man schon einmal grob ablesen, in welche Richtung die Störung des Säure-Basen-Haushalts geht:

- Bei einem pH **unter 7,4** liegt eine **Azidose** vor.
- Bei einem pH **über 7,4** liegt eine **Alkalose** vor.

Um die Ursachen einer Azidose oder Alkalose aufzuklären und näher zu beschreiben, müssen eine **respiratorische** von einer **nicht-respiratorischen Ursache** unterschieden werden.

2.4.1 Respiratorische Störungen

Bei den primär respiratorischen Störungen kommt es aufgrund einer Störung der Ventilation zu einer **Zu- oder Abnahme des P_{CO_2}**.

MERKE:
Der normale arterielle P_{CO_2} beträgt 5,3 kPa (= 40mmHg).

Die **respiratorische Azidose** (s. Abb. 27, S. 49 Pfeil 1) ist gekennzeichnet durch

- einen **erhöhten P_{CO_2}** und somit nach der Reaktionsgleichung des Bikarbonatpuffers: **$CO_2 + H_2O \rightarrow H^+ + HCO_3^-$,**
- eine erhöhte Konzentration von **H^+**-Ionen und damit einen erniedrigten **pH**-Wert (= Azidose),
- eine **erhöhte** Konzentration des **aktuellen Bikarbonats (HCO_3^- >24mmol/l),**
- ein - unter Standardbedingungen – **NORMALES Standardbikarbonat** (= 24 mmol/l),
- **normale Pufferbasen** (= 48 mmol/l), da mit Zunahme der Konzentration des Bikarbonatpuffers (**HCO_3^-** steigt an) die Konzentration der Nicht-Bikarbonatpufferbasen abnimmt und
- einen **Basenüberschuss von Null** (= BE-Bereich zwischen -2 bis +2 mmol/l).

Die **Ursachen** einer respiratorischen Azidose können eine **Hypoventilation** durch Schädigung des Atemzentrums, nervaler Verbindungen, der Atemmuskulatur, der Lungen- und/oder Thora-xelastizität oder des Gasaustauschs sein.

MERKE:
Bei einer Veränderung des P_{CO_2} ändert sich das Verhältnis der Pufferbasen zueinander, NICHT jedoch die Gesamtmenge der Pufferbasen.

Die **respiratorische Alkalose** (s. Abb. 27, S. 49 Pfeil 2) ist gekennzeichnet durch

- einen **erniedrigten** P_{CO_2} und somit nach der Reaktionsgleichung des Bikarbonatpuffers: $\mathbf{CO_2 + H_2O \leftarrow H^+ + HCO_3^-}$,
- eine **erniedrigte** Konzentration von **H^+**-Ionen und damit einen erhöhten **pH**-Wert (= Alkalose),
- eine **erniedrigte** Konzentration des **aktuellen Bikarbonats** ($HCO_3^- < 24$ mmol/l),
- ein – wie bei der respiratorischen Azidose - unter Standardbedingungen – **NORMALES Standardbikarbonat** (= 24 mmol/l) und
- einen **Basenüberschuss von Null** (= BE-Bereich zwischen -2 bis +2 mmol/l).

Die **Ursachen** der respiratorischen Alkalose können eine **Hyperventilation** durch eine verstärkte Stimulation des Atemzentrums bei Verletzungen/Hirnschäden bzw. psychogen oder die verstärkte Atmung in großen Höhen sein.

MERKE:
Bei Veränderung des CO_2-Partialdrucks bleiben das Standardbikarbonat, die Pufferbasenkonzentration und der BE im Normalbereich.

2.4.2 Nicht-respiratorische (= metabolische) Störungen

Bei primär nicht-respiratorischen (= metabolischen) Störungen kommt es zu einer Zunahme oder Abnahme der Konzentration von **H^+-Ionen**.

Die **nicht-respiratorische (= metabolische) Azidose** (s. Abb. 27, S. 49 Pfeil 3) ist gekennzeichnet durch

- einen **normalen P_{CO_2}** (= 5,3 kPa/40 mmHg),
- eine **erhöhte** Konzentration von H^+-Ionen und damit einen **erniedrigten pH**-Wert (= Azidose),
- eine **erniedrigte** Konzentration des **aktuellen Bikarbonats** ($HCO_3^- < 24$mmol/l) – durch Abpufferung der hohen H^+-Konzentration,
- ein - unter Standardbedingungen - **erniedrigtes Standardbikarbonat** ($HCO_3^- < 24$ mmol/l) und
- einen negativen **Basenüberschuss** (= BE < 0/ unter -2 mmol/l).

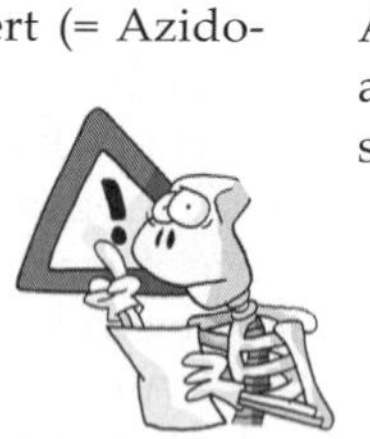

Die **Ursachen** der metabolischen Azidose können eine Additionsazidose, eine Retentionsazidose oder eine Subtraktionsazidose sein. **Additionsazidose** bezeichnet die vermehrte Bildung oder Zufuhr von Säuren, wie bei der Laktazidose (durch schwere körperliche Arbeit) oder bei der Ketoazidose (durch Ketonkörper beim Diabetes mellitus). **Retentionsazidose** bezeichnet eine Nierenfunktionsstörung mit verminderter Ausscheidung von H^+-Ionen. **Subtraktionsazidose** bezeichnet eine vermehrte Ausscheidung von Basen beim Durchfall oder bei einer Nierenfunktionsstörung mit vermehrter Ausscheidung von HCO_3^--Ionen.

Die **nicht-respiratorische (= metabolische) Alkalose** (s. Abb. 27, S. 49 Pfeil 4) ist gekennzeichnet durch

- einen – wie bei der metabolischen Azidose - **normalen P_{CO_2}** (= 5,3 kPa/40 mmHg),
- eine **verminderte** Konzentration von **H^+**-Ionen, bei **erhöhter** Konzentration von OH^--Ionen und damit einen **erhöhten pH-Wert** (= Alkalose),
- ein erhöhtes **aktuelles Bikarbonat** ($HCO_3^- >$ 24mmol/l) - **durch Abpufferung** der hohen OH^--Konzentration,
- ein - unter Standardbedingungen - **erhöhtes Standardbikarbonat** ($HCO_3^- > 24$ mmol/l) und
- einen positiven Basenüberschuss **(= BE > +2 mmol/l).**

Die **Ursachen** der metabolischen Alkalose können eine Additionsalkalose, eine Subtraktionsalkalose oder eine Verteilungsalkalose sein. **Additionsalkalose** bezeichnet die vermehrte Bildung oder Zufuhr von Basen. **Subtraktionsalkalose** bezeichnet den vermehrten Verlust von H^+-Ionen über die Niere oder bei Erbrechen von Magensaft. **Verteilungsalkalose** bezeichnet den Ausgleich einer Hypokaliämie, bei der K^+-Ionen aus der Zelle abgegeben und H^+-Ionen kompensatorisch aufgenommen werden.

MERKE:
Bei einer primär nicht-respiratorischen (= metabolischen) Störung bleibt der P_{CO_2} normal bei 5,3 kPa (= 40 mmHg).

In Abbildung 27 sind die Störungen des Säure-Basen-Haushalts im **log P_{CO_2}/CO_2-Diagramm** dargestellt. Dieses Diagramm wird sehr oft in den Physikumsfragen gebracht, weshalb ihr es unbedingt verstanden haben solltet.

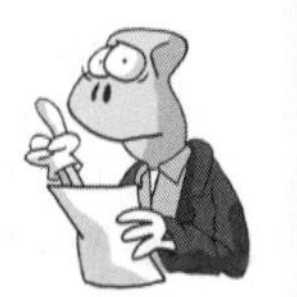

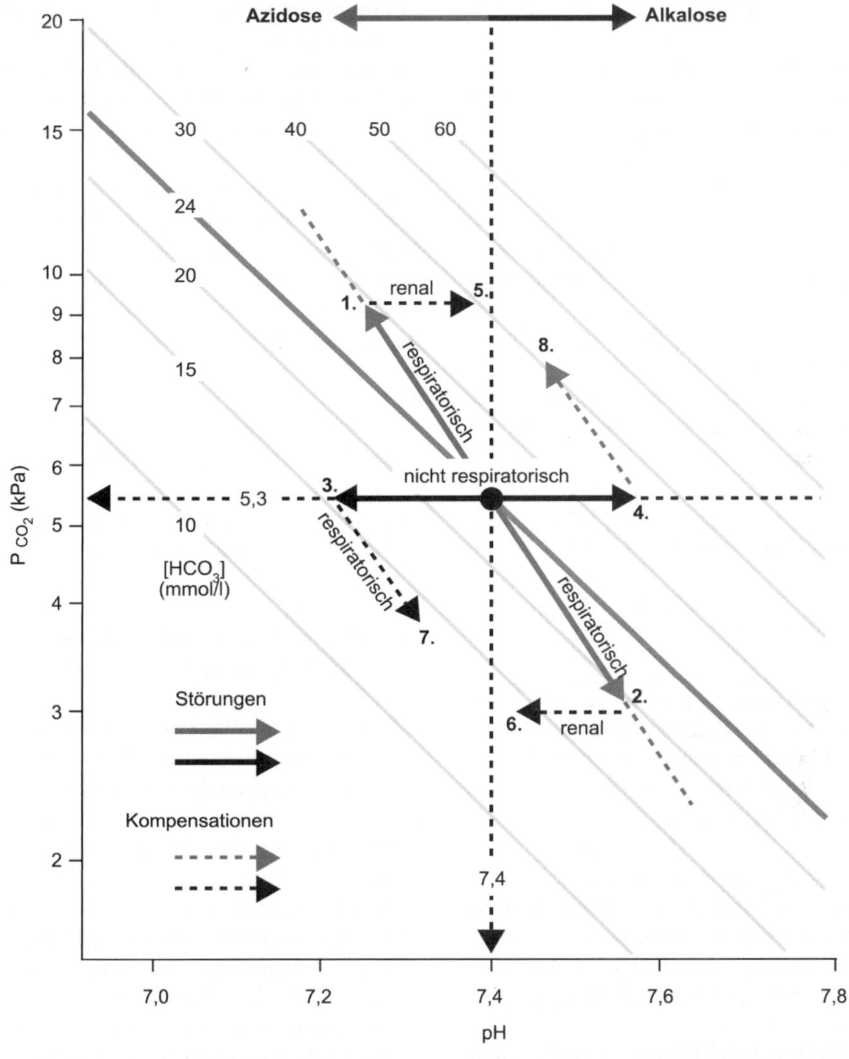

	Azidose		Alkalose	
	respiratorisch	nicht respiratorisch	respiratorisch	nicht respiratorisch
pH	↓	↓	↑	↑
P_{CO_2}	↑	normal	↓	normal
aktuelle $[HCO_3^-]$	↑	↓	↓	↑
BE	normal	↓	normal	↑
Standard $[HCO_3^-]$	normal	↓	normal	↑

Abb. 27: Störungen und Kompensationen des Säure-Basen-Haushalts

Neben dem pH-Wert und dem P_{CO_2} enthält dieses Diagramm aber noch eine weitere wichtige Information, die sehr gern im Physikum gefragt wird: Die Geraden gleicher aktueller Bikarbonatkonzentration. Bei Betrachten des Diagramms, sieht man, dass sich der Normalwert des Säure-Basen-Haushalts von pH=7,4 und P_{CO_2} = 5,3 kPa als Punkt auf der 24 mmol/l Geraden der aktuellen Bikarbonat-Konzentration befindet.

MERKE:
- Der Normalzustand im arteriellen Blut ist gekennzeichnet durch einen pH-Wert von 7,4 und einen P_{CO_2} von 5,3 kPa (= 40 mmHg).
- Gleiche Konzentrationen von HCO_3^- -Ionen liegen auf einer Geraden mit der Steigung -1.
- Die aktuelle Bikarbonatkonzentration ist links der schräg verlaufenden Geraden vermindert und rechts davon erhöht.

Übrigens...

Die respiratorischen Veränderungen (s. Abb. 27, S. 49 Pfeil 1 und 2) verschieben sich im log P_{CO_2}/ CO_2-Diagramm entlang der schräg verlaufenden CO_2-Äquilibrierungslinie und somit nicht direkt entlang der Linie der normalen Bikarbonatkonzentration von 24 mmol/l. Ursache hierfür ist, dass die Puffersysteme des Menschen nicht nur aus dem Bikarbonatpuffer (= HCO_3^-), sondern auch aus dem Nicht-Bikarbonatpuffer bestehen, wodurch die CO_2-Äquilibrierungslinie abweichend etwas steiler verläuft.

Die primär nicht-respiratorischen (=metabolischen) Veränderungen (s. Abb. 27, S. 49 Pfeile 3 und 4) verschieben sich auf einer horizontalen Linie ausgehend vom Normalzustand. Der P_{CO_2} bleibt unverändert, und nur der pH-Wert ändert sich.

2.5 Regulation und Kompensationen des Säure-Basen-Haushalts

Die Störungen des Säure-Basen-Haushalts beim Menschen können von respiratorischen oder nicht-respiratorischen (= metabolischen) Ursachen ausgehen. **Ziel der Kompensation** einer Störung des Säure-Basen-Haushalts ist es, den **physiologischen pH-Wert von 7,4** (= Normal-pH-Bereich von 7,37 bis 7,45) wiederherzustellen. Dabei unterscheidet man eine **Teilkompensation** von einer **vollen Kompensation**, wobei nur die volle Kompensation den physiologischen pH-Wert von 7,4 erreicht.

2.5.1 Kompensationen respiratorischer Störungen

Eine **respiratorische Azidose** kann **metabolisch kompensiert** werden durch die vermehrte **Ausscheidung** von **H^+- und NH_4^+-Ionen** über die **Nieren**. Dies wird als **renale Kompensation** bezeichnet. **Der pH-Wert normalisiert sich dabei, der P_{CO_2} verändert sich jedoch nicht** (s. Abb. 27, S. 49 Pfeil 5).
Eine **respiratorische Alkalose** kann ebenfalls **metabolisch kompensiert** werden. Hier erfolgt die **renale Kompensation** durch die vermehrte **Ausscheidung** von HCO_3^- -Ionen über die Nieren. Auch dabei **normalisiert sich der pH-Wert und der P_{CO_2} ändert sich nicht** (s. Abb. 27, S. 49 Pfeil 6).

MERKE:
- Kann eine respiratorische Azidose primär nicht durch eine verstärkte Atmung kompensiert werden (bei Störung der Gasleitung oder der Lungenfunktion), erfolgt die verzögerte metabolische Kompensation über die Niere.
- Kann eine respiratorische Alkalose primär nicht durch eine verlangsamte Atmung kompensiert werden (bei Hypoxiegefahr), erfolgt die verzögerte metabolische Kompensation über die Niere.

2.5.2 Kompensationen nicht-respiratorischer (= metabolischer) Störungen

Eine **nicht-respiratorische (= metabolische) Azidose** kann kompensiert werden durch
- **Stimulation der Atmung** (durch den niedrigen pH-Wert = Azidose) und dadurch Elimination der Puffersäure CO_2 über die Lungen. So **normalisiert sich der pH-Wert und der P_{CO_2} wird geringer (P_{CO_2}< 5,3 kPa/40 mmHg)** (s. Abb. 27, S. 49 Pfeil 7).
- die **Niere** (mit einer kurzen Verzögerung) über eine **gesteigerte Ausscheidung** von H^+- und NH_4^+-Ionen. So werden Puffersäuren ausgeschieden und die Pufferbasen können sich regenerieren.

Eine **nicht-respiratorische (= metabolische) Alkalose** kann kompensiert werden durch
- **Hemmung der Atmung** (durch hohen pH-Wert = Alkalose) und dadurch Konzentrationserhöhung der Puffersäure CO_2. So **normalisiert sich der pH-Wert und der P_{CO_2} sowie das aktuelle Bikarbonat steigen an (P_{CO_2} > 5,3kPa/40mmHg)** (s. Abb. 27, S. 49 Pfeil 8).
- die **Niere** (mit einer kurzen Verzögerung) über

eine **gesteigerte Ausscheidung** von **HCO_3^- -Ionen**. So werden Pufferbasen ausgeschieden.

2.6 Zusammenfassung Säure-Basen-Haushalt

Beispiel:
Aufgrund der Komplexität des Säure-Basen-Haushalts und auch zu eurer Selbstkontrolle, könnt ihr jetzt noch eine Beispielaufgabe bearbeiten, wie sie im Physikum schon öfters gestellt wurde:
Frage:
Die eingezeichnete Gerade der Abb. 28, S. 52 gibt die Beziehung zwischen pH-Wert und CO_2-Partialdruck des oxygenierten Blutes eines Gesunden wieder.
Der eingezeichnete Punkt gibt die Werte des arteriellen Blutes eines Patienten an und spricht für eine Azidose, die
1) respiratorisch und nicht-respiratorisch bedingt ist.
2) teilweise nicht-respiratorisch kompensiert ist.
3) metabolisch bedingt und teilweise respiratorisch kompensiert ist.
4) rein respiratorisch bedingt ist.
5) rein nicht-respiratorisch bedingt ist.

Die Störungen des Säure-Basen-Haushalts sowie deren Ursachen und Kompensationen sind in Tabelle 5 zusammengefasst. In Klammern steht der Zustand nach vollem Einsetzen der Kompensationsmechanismen.

Störung	pH	P_{CO_2}	aktuelles HCO_3^-	Standard-HCO_3^-	BE	mögliche Ursachen
respiratorische Azidose	↓ (↔)	↑	↑	↔ (↑)	↔ (↑)	**Ventilationsversagen, Hypoventilation durch** - veränderte Lungen- und Thoraxelastizität - Störung der nervalen Verbindungen - Schäden des Atemzentrums - gestörten Gasaustausch - gestörte Gasleitung
metabolische Azidose	↓ (↔)	↔ (↓)	↓	↓	↓	**Additionsazidose:** - Laktazidose - Ketoazidose (im Coma diabeticum) **Retentionsazidose:** - Nierenversagen **Subtraktionsazidose:** - Diarrhö
respiratorische Alkalose	↑ (↔)	↓	↓	↔ (↓)	↔ (↓)	**Hyperventilation:** - Angst, Schmerzen - psychogene Auslöser - Mittelhirnschaden
metabolische Alkalose	↑ (↔)	↔ (↑)	↑	↑	↑	**Subtraktionsalkalose:** - Erbrechen von Magensaft - H^+-Ionen-Verlust über die Niere **Verteilungsalkalose:** - Hypokaliämie **Additionsalkalose:** - Retention von Bikarbonat

Tabelle 5: Ursachen, Laborparameter und Kompensationsmöglichkeiten von Störungen des Säure-Basen-Haushalts

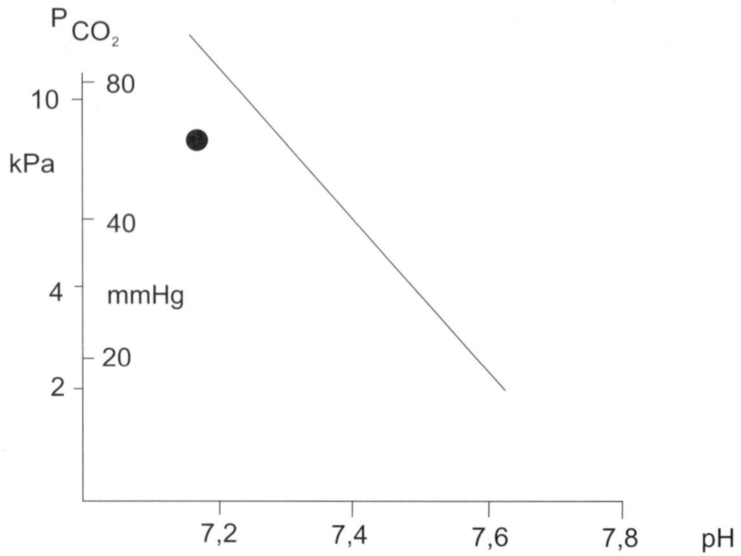

Abb. 28: Beziehung zwischen pH-Wert und CO_2-Partialdruck im oxygenierten Blut

Antwort:
Um diese Frage beantworten zu können, müsst ihr wissen, dass links der eingezeichneten Geraden die Konzentration des **aktuellen Bikarbonats** vermindert ist und rechts davon erhöht.
Die eingezeichnete Gerade entspricht der **aktuellen Bikarbonatkonzentration** eines Gesunden (s. Frage). Auswendig wissen solltet ihr jetzt noch, dass diese Normalwerte 24 mmol/l sind und bei pH 7,4 dann ein P_{CO_2} von 40 mmHg herrscht. Am gefragten Punkt liegt mit einem **pH-Wert von 7,2** daher eine **Azidose** vor. Der P_{CO_2} ist hier mit etwa 60 mmHg erhöht (vgl. normal 5,3 kPa/40 mmHg). Es wird über die Lungen also weniger CO_2 abgegeben und die Azidose ist somit schon mal **respiratorisch** bedingt.
Bei einer rein respiratorisch bedingten Azidose würde das aktuelle Bikarbonat jedoch erhöht sein, da zu wenig CO_2 abgeatmet wird:
$\mathbf{CO_2 + H_2O \rightarrow H^+ + HCO_3^-}$.
In solch einer Situation müsste sich der eingezeichnete Punkt rechts der Geraden der normalen aktuellen Bikarbonatkonzentration befinden. Da sich in diesem Beispiel aber der Punkt **links** der Geraden befindet, spricht dies für eine **metabolische Komponente der Azidose**, bei der die Konzentration des Bikarbonats sinkt. Es fallen somit nicht-respiratorisch (= metabolisch) vermehrt Säuren an, die die Konzentration der Pufferbase HCO_3^- vermindern.

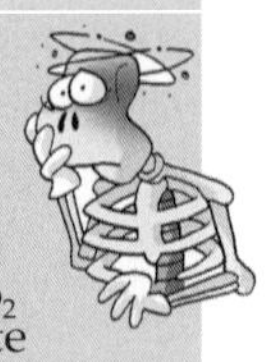

Gleichzeitig liegt hier aber auch keine reine nicht-respiratorische (= metabolische) Azidose vor, da sonst der P_{CO_2} normal oder **vermindert** sein müsste (= bei einer respiratorischen Kompensation einer nicht-respiratorischen Azidose).
Die richtige Lösung lautet also A = **respiratorisch und nicht-respiratorisch bedingte Azidose.**

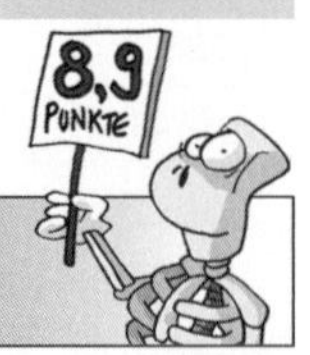

DAS BRINGT PUNKTE

Die Fragen zum Säure-Basen-Haushalt im Physikum sind oft sehr komplex, weshalb hier noch einmal die Fakten zusammenhängend dargestellt sind, mit denen gepunktet werden kann. Unbedingt merken solltet ihr euch, dass

- Erythrozyten am Transport von CO_2 und an der Pufferung des Blutplasmas beteiligt sind und
- die Erythrozyten den quantitativ wichtigsten Nicht-Bikarbonatpuffer des Blutes enthalten.

Besonders wichtig zum Verständnis des Säure-Basen-Haushalts ist die Kenntniss der Parameter und ihre Anwendung auf einen veränderten Säure-Basen-Status. Wissen solltet ihr davon auf jeden Fall, dass

- - wenn eine Blutprobe mit erhöhtem CO_2-Partialdruck äquilibriert wird - sich weder der BE noch die Gesamt-Pufferbasen verändern.
- eine Änderung des BE nur bei nicht-respiratorischen Störungen auftritt.
- eine nicht-respiratorische Azidose gekennzeichnet ist durch einen stark negativen BE.
- ein positiver BE über 2 mmol/l eine metabolische Alkalose kennzeichnet.
- bei Veränderung des CO_2-Partialdrucks die Gesamt-Pufferbasen-Konzentration und der BE konstant bleiben.
- um eine Blutprobe mit einem BE von +10 mmol/l zu titrieren, das Volumen der Blutprobe bekannt sein muss.
- die Normalwerte des Säure-Basen-Haushalts so lauten:
  - arterieller P_{CO_2} = 5,3 kPa oder 40 mmHg,
  - pH-Wert = 7,4,
  - Plasmabikarbonatkonzentration = 24 mmol/l,
  - Standardbikarbonatkonzentration = 24 mmol/l,
  - BE zwischen -2 und +2 mmol/l und
  - Pufferbasenkonzentration = 48 mmol/l.

Zu den Störungen und Kompensationen solltet ihr folgende Fakten parat haben:

- Bei einer nicht-kompensierten, nicht-respiratorischen Alkalose kann der BE von 0 auf +5 ansteigen.
- Eine akute respiratorische Azidose entsteht durch eine Hypoventilation.
- Durch eine Hypoventilation kann eine respiratorische Azidose entstehen.
- Bei einer nicht-kompensierten respiratorischen Azidose ist die aktuelle HCO_3^--Ionenkonzentration im Blut erhöht.
- Eine respiratorische Azidose ist durch eine Erhöhung des P_{CO_2} und eine Abnahme des pH und der HCO_3^--Ionen gekennzeichnet.

Zum Thema körperliche Arbeit und Säure-Basen-Haushalt solltet ihr wissen, dass

- es bei schwerer körperlicher Arbeit zu einer Abnahme des pH-Werts, einer Abnahme der aktuellen HCO_3^--Konzentration und einer leichten Verminderung des P_{CO_2} kommt,
- durch erschöpfende Arbeit mit massiver Tachypnoe die Pufferbasenkonzentration absinkt und
- bei schwerer körperlicher Arbeit der Punkt in Abbildung 29 zu erwarten ist.

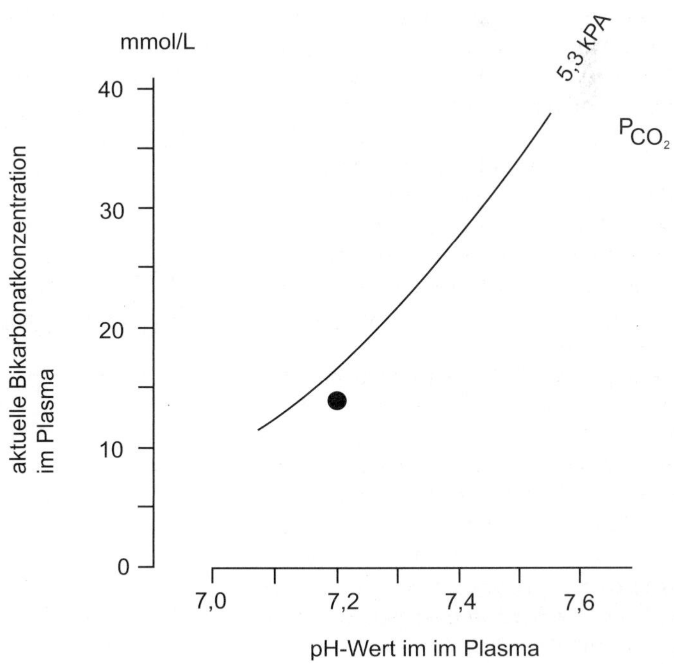

Abb. 29: Bikarbonatkonzentration in Abhängigkeit vom pH-Wert

BASICS MÜNDLICHE

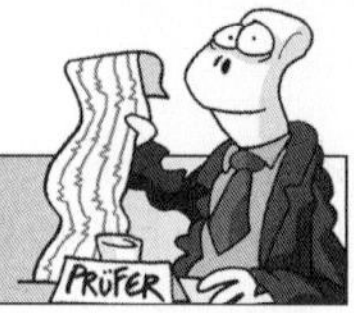

Beschreiben Sie mir bitte den Normalzustand des Säure-Basen-Haushalts. Wie lässt er sich charakterisieren?

Der normale pH-Wert beträgt 7,4. In den Arterien sollte ein P_{O_2} von 13,3 kPa und ein P_{CO_2} von 5,3 kPa vorliegen. Die aktuelle Plasmabikarbonatkonzentration und die Standardbikarbonatkonzentration sollten 24 mmol/l betragen und der BE zwischen -2 und +2 mmol/l liegen.

Was versteht man unter der Standardbikarbonatkonzentration?

Der Wert für das Standardbikarbonat kann gewonnen werden, indem eine Blutprobe den Standardbedingungen des menschlichen Körpers ausgesetzt wird. Hierzu wird die Blutprobe in eine Kammer mit P_{CO_2} von 5,3 und P_{O_2} 13,3 kPa sowie einer Temperatur von 37°C überführt und dort das HCO_3^- gemessen.

Wann ist die Standardbikarbonatkonzentration verändert?

Verändert ist der Wert für das Standardbikarbonat, wenn

- nicht-respiratorische (= metabolische) Veränderungen vorliegen oder
- eine renale Kompensation eintritt.

Was verstehen Sie denn unter einer renalen Kompensation?

Die Niere kann als Kompensation einer respiratorischen Störung die Ausscheidung von HCO_3^- erhöhen oder vermindern sowie die Ausscheidung von H^+ und NH_4^+ erhöhen.

Welche Störungen des Säure-Basen-Haushalts sind Ihnen bekannt?

Prinzipiell kann eine Azidose von einer Alkalose unterschieden werden. Weiterhin können respiratorische von nicht-respiratorischen Störungen unterschieden werden.

Suchen Sie sich bitte eine Störung aus und erläutern Sie diese. Welche Symptome erwarten Sie bei diesen Patienten und warum?

Die respiratorische Alkalose: Sie ist gekennzeichnet durch einen hohen pH-Wert. Der P_{CO_2} ist unter 5,3 kPa vermindert. Das aktuelle Bikarbonat ist unter 24 mmol/l vermindert. Standardbikarbonat und der BE sind dagegen normal.
Diese Störung tritt bei einer verstärkten Atmung auf. Zum Beispiel bei einer Schädigung des Atemzentrums, aber auch psychogen bei Angst oder starker Erregung.
Ursache kann z.B. auch ein Musikkonzert einer Teenieband sein. Dort findet man respiratorische Alkalosen vor allem bei Zuhörern in den ersten Reihen. Die Betroffenen atmen sehr schnell, ihre Hände nehmen eine typische Pfötchenstellung ein und die Gesichtsmuskulatur verkrampft.
Ursache der Muskelkrämpfe: bei der sich entwickelnden respiratorischen Alkalose lösen sich H^+-Ionen von den Plasmaproteinen, um den akuten H^+-Mangel auszugleichen. Gleichzeitig werden Ca^{2+}-Ionen an die freien Plasmaproteinbindungsstellen gebunden und so die Konzentration der freien Ca^{2+}-Ionen erniedrigt. Dies löst die Muskelkrämpfe aus.

Ausgezeichnet! Eine allerletzte Frage noch, dann sind Sie entlassen. Wie sehen die Kompensationsmöglichkeiten einer respiratorischen Alkalose aus?

Es kommt mit einer Verzögerung zu einer vermehrten Ausscheidung von HCO_3^--Ionen, wodurch sich der pH-Wert wieder dem physiologischen Bereich annähert. Der P_{CO_2} ändert sich dabei jedoch nicht.

Index

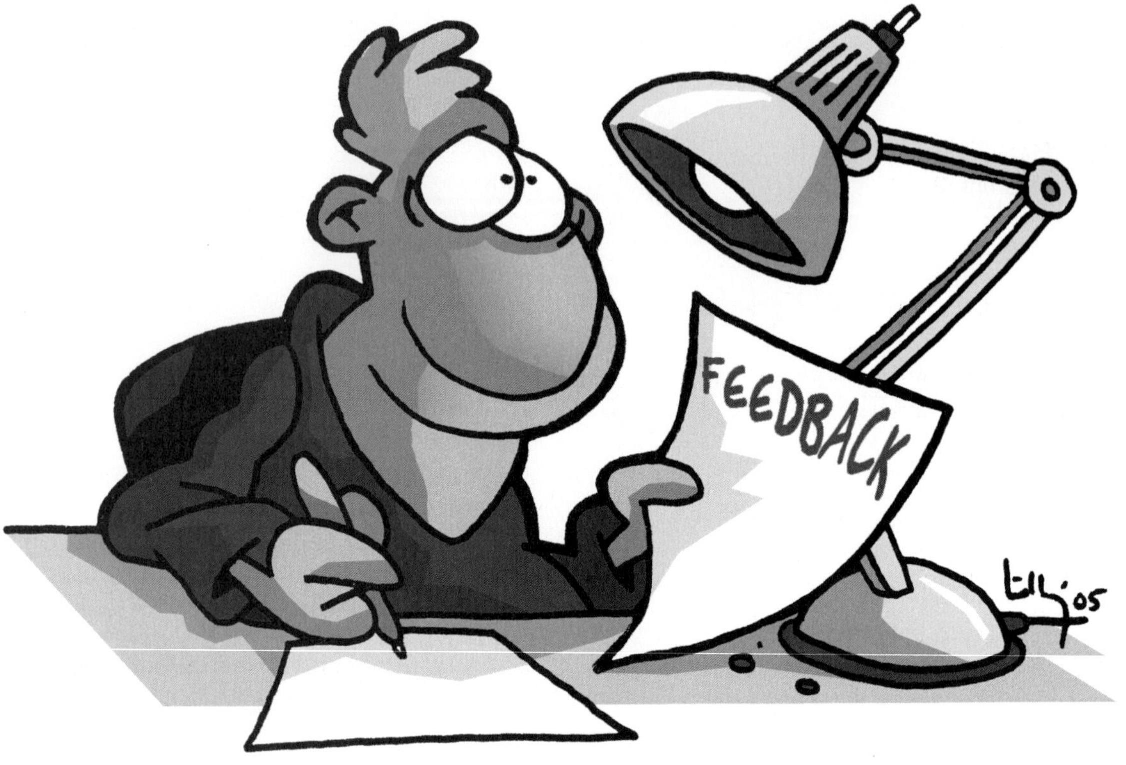

Eure Meinung ist gefragt

Unser Ziel ist es, euch ein perfektes Skript zur Verfügung zu stellen. Wir haben uns sehr bemüht, alle Inhalte korrekt zu recherchieren und alle Fehler vor Drucklegung zu finden und zu beseitigen. Aber auch wir sind nur Menschen: Möglicherweise sind uns einige Dinge entgangen. Um euch mit zukünftigen Auflagen ein optimales Skript bieten zu können, bitten wir euch um eure Mithilfe.

Sagt uns, was euch aufgefallen ist, ob wir Stolpersteine übersehen haben oder ggf. Formulierungen präzisieren sollten. Darüber hinaus freuen wir uns natürlich auch über positive Rückmeldungen aus der Leserschaft.

Eure Mithilfe ist für uns sehr wertvoll und wir möchten euer Engagement belohnen: Unter allen Rückmeldungen verlosen wir einmal im Semester Fachbücher im Wert von 250,- EUR. Die Gewinner werden auf der Webseite von MEDI-LEARN unter www.medi-learn.de bekannt gegeben.

Schickt eure Rückmeldungen einfach per Post an MEDI-LEARN, Olbrichtweg 11, 24145 Kiel oder tragt sie im Internet in ein spezielles Formular ein, das ihr unter der folgenden Internetadresse findet: www.medi-learn.de/rueckmeldungen

Vielen Dank
Euer MEDI-LEARN Team